AME 护理系列图书 12B002

减重代谢外科临床护理及个案管理

主　编　杨宁琍　梁　辉　顾则娟
副主编　张晓微　赵玉会　林　睿　花红霞

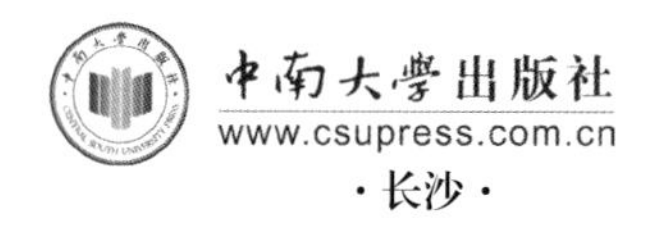

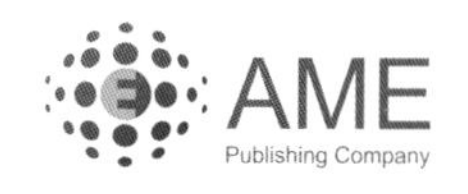

图书在版编目（CIP）数据

减重代谢外科临床护理及个案管理/杨宁琍，梁辉，顾则娟主编.
—长沙：中南大学出版社，2022.12

ISBN 978-7-5487-5124-3

Ⅰ.①减… Ⅱ.①杨… ②梁… ③顾… Ⅲ.①肥胖病—代谢病—外科学—护理学 Ⅳ.①R473.6

中国版本图书馆CIP数据核字(2022)第178683号

AME 护理系列图书 12B002

减重代谢外科临床护理及个案管理

JIANZHONG DAIXIE WAIKE LINCHUANG HULI JI GEAN GUANLI

主　编：杨宁琍　梁　辉　顾则娟

□出 版 人　吴湘华
□丛书策划　汪道远　陈海波
□项目编辑　陈海波　廖莉莉
□责任编辑　谢新元　李沛宇
□责任印制　李月腾　潘飘飘
□版式设计　朱三萍　林子钰
□出版发行　中南大学出版社
社址：长沙市麓山南路　邮编：410083
发行科电话：0731-88876770　传真：0731-88710482
□策 划 方　AME Publishing Company
地址：香港沙田石门京瑞广场一期，16 楼 C
网址：www.amegroups.com
□印　　装　天意有福科技股份有限公司

□开　　本　710×1000　1/16　□印张 13.75　□字数 275 千字　□插页
□版　　次　2022 年 12 月第 1 版　□ 2022 年 12 月第 1 次印刷
□书　　号　ISBN 978-7-5487-5124-3
□定　　价　168.00 元

编者风采

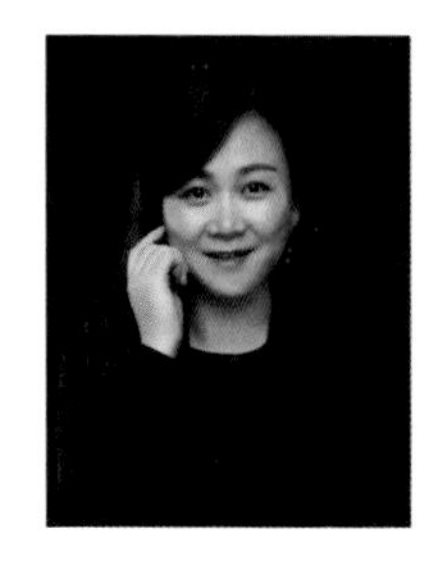

主编：杨宁琍

南京医科大学第一附属医院普外减重代谢外科护士长

副主任护师，从事减重代谢专科护理10余年，中国首位减重个案管理师。江苏省医学会外科分会减重代谢外科学组委员，中国研究型医院学会糖尿病与肥胖外科专业委员会委员，中国医疗保健国际交流促进会代谢外科分会第二届委员会委员，中国康复医学会减重与代谢康复专业委员会委员，中华医学会肠外肠内营养学分会第五届委员会代谢外科协作组委员，中国医药教育协会代谢病专业委员会委员，《中华肥胖与代谢病电子杂志》通讯编委，国际代谢手术卓越联盟（IEF）中国区手术训练中心减重护理带教老师，中国减重及代谢外科临床医学研究中心护理带教老师，中国肥胖代谢外科培训中心护理带教老师，参与《实用减重与代谢外科学》《减重与代谢手术治疗2型糖尿病》编写。

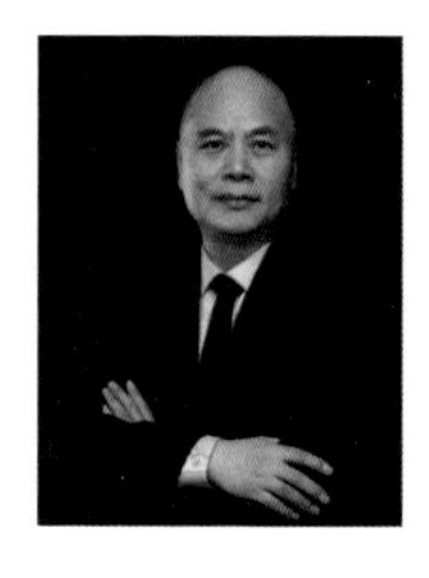

主编：梁辉

南京医科大学第一附属医院减重代谢外科主任

主任医师，教授，医学博士，硕士研究生导师。中华医学会外科学分会甲状腺代谢外科学组委员，国家卫生健康委员会能力建设与继续教育专家委员会减重代谢外科专委会副主任委员，中国医师协会外科医师分会肥胖和糖尿病外科医师委员会副主任委员，研究型医院学会糖尿病和肥胖外科专业委员会副主任委员，康复学会减重代谢外科分会副主任委员，中国医师协会睡眠医学专业委员会外科减重学组副组长，中国医药教育协会代谢病专业委员会副主任委员，中国医疗促进会减重代谢外科分会副主任委员，江苏省医学会外科分会减重代谢外科学组组长，江苏省医学会代谢病学组委员，国际代谢手术卓越联盟（IEF）中国区主席，国际减重外科俱乐部（IBC）中国区主任，国际代谢手术卓越联盟（IEF）中国培训中心主任，亚太减重及代谢外科（APMBSS）执行委员，IFSO-APC执行委员，江苏省减重代谢外科培训中心主任，江苏省肥胖与代谢外科研究中心主任，美国代谢减重外科协会（ASMBS）国际会员，国际减重代谢外科联盟（IFSO）国际会员。1999年开始开展减重代谢手术，参与编写《中国肥胖及2型糖尿病外科手术治疗指南（2014）》《中国肥胖及2型糖尿病外科手术治疗指南（2019）》和相关专家共识包括《中国肥胖代谢外科手术方式推荐立场声明》《胃袖状切除与胃旁路术后复胖的处理对策》，参与统计并发表《中国肥胖代谢外科数据库》等。发表SCI论文10余篇，曾参与科技部国家发展重大项目子课题，曾获江苏省卫生健康委员会新技术引进奖、南京市科技进步奖。

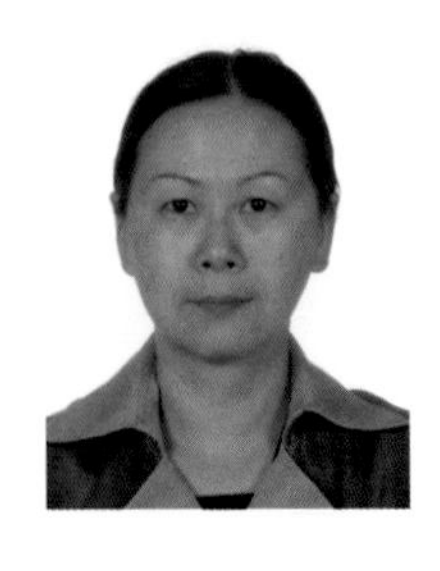

主编：顾则娟

南京医科大学第一附属医院党委办公室主任

主任护师，教授，硕士研究生导师。国家卫健委护理标准委员会委员，国家卫健委医院管理研究中心护理质控专家库成员。中华护理学会理事、护理管理专业委员会副主任委员、规范和标准制定委员会委员，江苏省护理质控中心主任，江苏省护理学会、南京护理学会副理事长，江苏省医院管理、等级医院评审、科技论文评审、省市医疗事故鉴定专家库成员。江苏省政府第四批333工程培养对象，省厅首批拔尖人才，江苏省科学技术协会首批首席专家，五厅局联合发文的第六批高职院校类产业教授。曾获中华护理学会杰出护理工作者，中华医院协会、江苏省医院协会优秀管理者等荣誉。曾获国家级科技奖4项、江苏省卫健委新技术奖8项、专利4项。获省市等研究项目立项13项、获评江苏省强卫工程创新团队；发表论文120篇，其中SCI论文5篇；参编图书11部，任《中华护理杂志》等7本杂志的编委、《中国护理管理》杂志副主编。2018年带领团队通过了国家重点专科的验收，并在2018年度中国医院科技量值（STEM）评价中排名全国第15位。

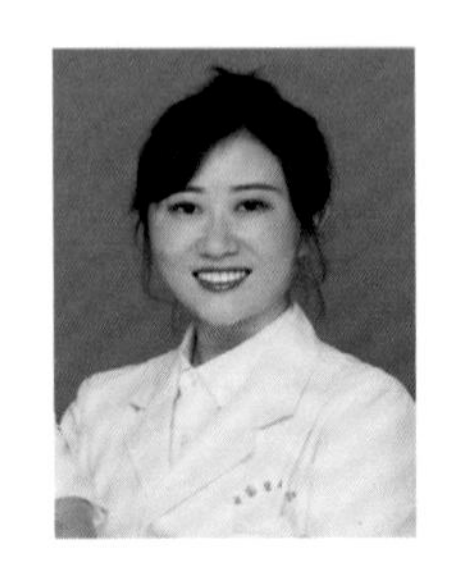

副主编：张晓微

中国医科大学附属第四医院减重代谢外科个案管理师

主管护师，2013年加入减重代谢外科并专职个案管理工作。中国医疗保健国际交流促进会代谢外科学分会委员，中国康复医学会减重与代谢康复专业委员会委员，辽宁省肥胖及代谢性疾病诊疗中心秘书，辽宁省营养学会体重管理分会委员，辽宁省营养学会肿瘤营养治疗专业委员会委员。

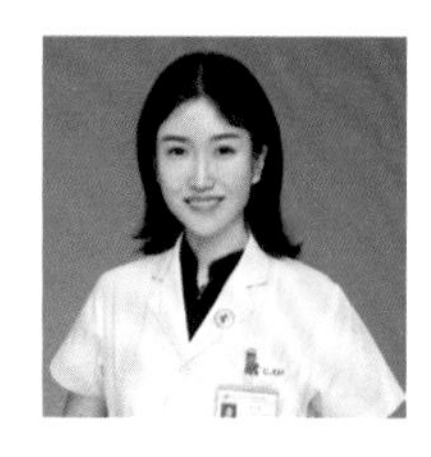

副主编：赵玉会

吉林大学中日联谊医院减重和代谢外科个案管理师

主管护师，国家二级公共营养师，国家注册营养师，毕业于吉林大学护理学院。中国医疗保健国际交流促进会代谢外科分会委员会委员，白求恩精神研究会人文分会青年委员会委员，中国营养学会会员，吉林省营养学会会员，2019年原创减肥食谱被国际肥胖与代谢联盟（IFSO）收录在首本*IFSO COOK BOOK*中。从事减重和代谢外科个案管理工作8年，擅长肥胖及糖尿病等相关代谢性疾病术前营养评估、术后饮食指导及个案随访等相关工作。

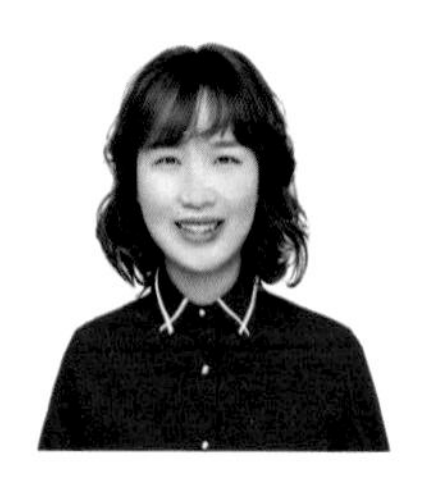

副主编：林睿

南京医科大学第一附属医院普外减重代谢外科个案管理师

主管护师，临床实习学员总带教老师。江苏省研究型医院学会肥胖及代谢性疾病专业委员会委员，国家公共高级营养师，亚洲质量功能展开协会质量功能展开（QFD）注册初级（绿带）。从事减重个案管理工作7年，主要承担肥胖及糖尿病等相关代谢性疾病的评估及个案随访工作。

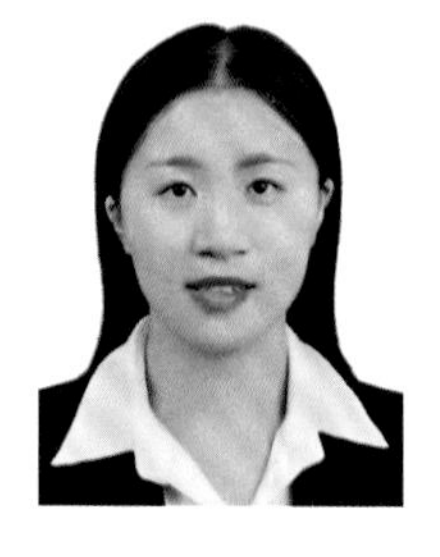

副主编：花红霞

南京医科大学第一附属医院普外减重代谢外科个案管理师

护师，中共党员，硕士研究生，研究方向为减重外科护理、营养与代谢，江苏省研究型医院学会肥胖及代谢性疾病专业委员会委员。主要承担减重代谢外科的护理研究工作，目前已在国内外核心期刊发表多篇文章，曾赴北京、日本等地参加国内外学术会议并作口头交流。

编委会

主编：

杨宁琍　南京医科大学第一附属医院
梁　辉　南京医科大学第一附属医院
顾则娟　南京医科大学第一附属医院

副主编：

张晓微　中国医科大学第四附属医院
赵玉会　吉林大学中日联谊医院
林　睿　南京医科大学第一附属医院
花红霞　南京医科大学第一附属医院

编委（以姓氏拼音首字母为序）：

程中
四川大学华西医院

杜潇
四川大学华西医院

付真真
南京医科大学第一附属医院

高丽莲
暨南大学附属华侨医院

管蔚
南京医科大学第一附属医院

韩晓东
上海市第六人民医院

李梦伊
北京友谊医院

林士波
南京医科大学第一附属医院

刘京丽
首都医科大学附属北京友谊医院

刘瑞萍
南京医科大学第一附属医院

刘少壮
山东大学齐鲁医院

刘洋
北京友谊医院

陶花
南京医科大学第一附属医院

王洁
南京市第二医院

王丽雪
北京友谊医院

吴丽娜
暨南大学附属华侨医院

徐冬连
南京医科大学第一附属医院

杨雁灵
中国人民解放军空军医院

余淑卿
暨南大学附属华侨医院

臧燕
南京医科大学第一附属医院

张海伟
南京医科大学第一附属医院

张鹏
北京友谊医院

张频
上海市第六人民医院

赵凯鑫
北京友谊医院

赵象文
中山市小榄人民医院

周红文
南京医科大学第一附属医院

朱利勇
中南大学湘雅二医院

丛书介绍

三分治疗，七分护理。有人认为“治疗内容是三分，护理内容是七分”，也有人说“治疗时间三分，护理时间七分”，还有人说这句话本不是精细的分法，而只是要证明护理的重要性。如果说治疗是一个“点”，也许护理就是一个“面”。如何确保诊疗技术能够精准且有效地用在患者身上，有赖于护理技术方方面面地扶持。护理团队的“面”越大，质量越高，医生团队的“点”便可以越集中，所发挥的力量越大。这或许正是护理的价值和魅力所在。

很多时候，人们都在歌颂“提灯女神”南丁格尔的伟大，但其实，鲜为人知的是护理学术领域却仍处于亟待“拓荒”的状态。因此，AME在关注医生群体并出版了多个系列医学丛书之后发现，是时候通过以点带面，开发出一个独立的“护理系列”，为护士天使们开拓出一片名为“学术”的沃土了。

在这一片沃土中，有不乏著名外科团队背后的护理团队分享数十年如一日的临床经验，还有最新最前沿的护理理论与技术。随着每一本护理相关专著的出版，从经验医学的总结到循证医学的集合，我们相信在施与受的过程中，这套丛书能够为编书人与读书人带来不同角度的思考与灵感，护理科研的种子也因此不断地被埋下、生根、发芽。

终有一天，在郁郁葱葱的护理学术领域里，我们会看到护理团队的分工得到精细化，护理程序变得更加系统而科学，更多护士活跃于国际学术舞台，“护理系列”继续默默地为广大读者们不断提供养分。

三分治疗，七分护理。希望AME出版的系列图书中，三分是治疗类图书，七分是护理类图书，是为序。

汪道远

AME出版社社长

序（一）

随着减重代谢手术被越来越多的人接受，我国的减重代谢外科近年来得到了快速发展，特别是新冠肺炎疫情暴发这几年来，其他国家和地区都呈现发展迟缓的趋势，只有我国的减重代谢手术保持强劲增长的势头。随着手术患者数量的增加，患者对个案管理和专科护理的要求进一步提高，对专业知识和管理能力的要求更加严格，而且大的中心还面临更艰巨的教育和随访任务。

减重代谢外科是新兴的专业，迫切需要建立管理及护理体系。在此现实需求下，杨宁琍副主任护师联合国内早期开展减重代谢手术的几家成熟的治疗中心，进行经验总结并创立了减重管理与护理的体系，形成了具有中国特色的减重个案管理模式。本书从实际出发，以解决临床问题为抓手，相信本书的出版能为临床护理工作提供参考，能为日益严峻的教育随访工作提供支撑，能满足新开展减重代谢外科的手术治疗中心的实际需求。

减重代谢外科治疗的远期效果的实现，除了手术以外，还离不开减重管理师的教育与随访，相信本书能进一步规范和推动我国的减重个案管理师的工作，培养更多更成熟的减重个案管理师。期待未来会有更多优秀的减重个案管理师投身到减重事业中来。

本书是第一本减重个案管理与护理的专著，各位编写者在繁忙的临床工作之余，呕心沥血，取长补短，既参考国外文献，又结合中国实际情况，提出自己的真知灼见，在此对他们的工作致以崇高的敬意，同时也期待本书能为中国的减重代谢外科发展贡献一份力量。

王存川
暨南大学附属第一医院

序（二）

随着中国经济的快速发展，近30年来我国国民生活水平得到大幅度改善。生活方式的改变也导致了肥胖人口急剧增加，肥胖及相关代谢问题日益严重。减重代谢手术被认为是治疗严重肥胖及其合并症的最有效方法，其减重降糖效果持久，手术安全性日益提升。因而，减重代谢手术患者的临床管理及护理需求也日益迫切，除选择合适的患者、术式外，围手术期管理及长期随访教育也尤为重要。这也要求我们不断优化现有减重管理流程并开展长期的临床护理和研究工作，以寻求适合中国国情的最佳治疗、管理模式。

由于肥胖患者的特殊性，减重代谢专科的护理及管理也存在众多难点，国内目前尚无可参考的相关专业书籍。南京医科大学第一附属医院（江苏省人民医院）减重代谢外科团队作为国内最早的独立专科组织，自2011年开始探索减重个案管理模式，同年组建多学科团队，开创性地制订手术流程、护理临床路径以及管理模式等，积累了大量的临床护理及管理经验。在中国医师协会肥胖和糖尿病外科医师委员会，以及全国最早开展减重代谢手术的10余家中心的支持下，南京医科大学第一附属医院减重代谢外科倾心汇编本书。图书详细讲解了肥胖及代谢综合征的危害性、减重手术的发展及适应证、手术流程及术后并发症处理，还涵盖了减重代谢手术患者的护理评估、临床护理路径、专科护理岗位、围手术期护理及延续性护理等护理管理内容。希望能为国内有志发展减重代谢外科的专业人员提供参考和借鉴，为低年资的普外科医生、减重管理师、减重专科护士以及多学科团队的临床工作提供多方面指引。有多家减重代谢治疗中心参与本书编写工作，不同作者对文献的学习深度广度不同，在行文风格及经验上可能参差不齐，以及编者自身的学术水平有限，编写内容可能有错漏之处，还请读者多多批评指正！

最后，本书能够付诸出版离不开各位编者的共同努力，在此谨向为本书付出辛勤劳动的专家学者们表示真诚的敬意和衷心的感谢！相信在大家的共同努力下，减重代谢外科必会蓬勃发展！

杨宁琍

南京医科大学第一附属医院减重代谢外科

目　录

第一篇 减重代谢外科概述

第一章　减重代谢外科的发展史

减重代谢外科发端于20世纪50年代的美国，1954年美国医生报道了空肠结肠旁路术以及空肠回肠旁路术案例，意图通过减少营养吸收来达到减轻体重的目的。此后发现单纯的旷置肠管手术会带来许多的营养并发症，比如腹泻、脱水、低蛋白血症、维生素缺乏、电解质紊乱、肝肠循环障碍，甚至出现肝衰竭等症状。减重外科一般认为空肠回肠旁路术不仅奠定了限制营养吸收性手术的基础，而且为减重外科学开辟了先河，到20世纪70年代，单纯的空肠回肠旁路术逐渐被其他术式取代。

为应对肠道旁路术在治疗病态肥胖的过程中存在的并发症和病死率问题，Mason和Ito在1966年设计了一种限制胃容量的手术，理念来源于他们发现胃溃疡手术后患者体重偏低，并且能维持低体重这一状态。最初的手术类似于胃大部切除的毕Ⅱ式吻合术，到20世纪70年代袢式胃肠吻合被改为Y型吻合术，并逐渐成为主流术式，后又发展为今天经典的胃旁路术（Roux-en-Y gastric bypass，RYGB）。

Mason等人从限制胃的容量手术中受到启发，设计了各种相对简单的限制胃容量成形术，他在20世纪80年代发明的垂直胃绑带手术（vertical banded gastroplasty，VBG）逐渐成为美国的主流术式，之后他又开展了很多的VBG与RYGB的临床对照研究，结果表明，相较于VBG，RYGB具有更优的减重效果，因此到20世纪90年代RYGB成为主流减重术式。

20世纪80年代，有研究者根据限制胃的容积和流出道理念，设计了胃束带手术（gastric banding），Wilkinson、Peloso等人率先使用一种固定的捆扎带创建狭窄的胃流出道，后来逐渐发展成为内侧带水囊的可调节胃束带，这一术式曾于20世纪90年代风靡全世界。但是随着时间的推移，可调节胃束带手术的并发症逐渐出现，其长期减重效果不佳，因束带滑动，侵蚀胃壁，出现溃疡、梗阻等症状，导致40%左右的患者需要进行修正手术，2010年以后该手术逐渐被淘汰。

限制营养吸收的手术继续发展，意大利的Scopinaro等人在1979年报道了胆胰转流手术（biliopancreatic diversion，BPD），在采取限制胃容量的同时利用限制营养吸收的复合原理，减重效果优于RYGB。Marceau、Hess DS等人在20世纪末对BPD进行了改良，手术包括十二指肠转位（duodenal switch，DS）、幽门下十二指肠与空肠吻合、保留幽门的部分胃切除术，随后的研究表明其减重降糖效果在所有术式中是最有效的。然而这一类手术由于参与营养吸收的共同通道肠管缩短，营养不良的风险依然存在，所以在国际上该手术量的占比一直不高。

在20世纪90年代以前减重手术都是开放手术，导致患者需要较长时间的卧床，深静脉血栓形成、肺栓塞、切口感染不愈合等并发症比较常见，也限制了减重手术的推广和临床应用。到1993年首先出现了腹腔镜下硅橡胶胃捆扎带，之后出现了腹腔镜下完成的可调节胃束带手术。随着腹腔镜技术在临床的广泛应用，以及腹腔镜技术和各种吻合器的出现，1994年Wittgrove首先报道了在腹腔镜下完成的RYGB，之后小规模的研究表明，其减重效果和并发症与开放手术是相同的，而且患者恢复更快，术后并发症减少。随着腔镜下的直线切割吻合器的出现，现在的胃肠吻合术和肠肠吻合术绝大多数医生都是在完全腹腔镜下完成的。操作技术更复杂的胆胰转流术联合十二指肠转位术（biliopancreatic diversion with duodenal switch，BPD-DS）在1999年由Gagner报道在腹腔镜下完成。

在针对超级肥胖[身体质量指数（body mass index，BMI)>50 kg/m^2]的患者施行减重手术的时候，由于患者基础情况差，手术难度大，并发症多，因此在施行RYGB或者胆胰转流手术之前可以先做胃的部分切除术，即袖状胃切除术（sleeve gastrectomy，SG）的雏形。此后的研究表明，超过70%的患者在施行SG以后不需要再施行进一步的手术，2000年以后SG逐渐成为一个独立的减重术式，时至今日已经成为手术量最多的术式。近年来，在SG的基础上出现了各种袖状胃切除加（sleeve gastrectomy plus，SG plus）的术式，比如袖状胃切除加空肠空肠旁路术（sleeve gastrectomy plus jejunojejunal bypass，SG+JJB），袖状胃切除加十二指肠空肠旁路术（sleeve gastrectomy with duodenojejunal bypass，SG+DJB），袖状胃切除术联合单吻合口十二指肠回肠旁路术（single-anastomosis duodenoileal bypass with sleeve gastrectomy，SADI-S），袖状胃切除术联合双通路手术（sleeve gastrectomy with transit bipartition，SG+TB），以及单吻合口胃旁路术（one anastomosis gastric bypass，OAGB）等。

减重代谢手术最初是以减重为切入点，其治疗的目的是使患者成功减重，从而缓解或解除相关的疾病。到20世纪90年代，Pories及Buchwald等的研究揭示减重手术可以治疗肥胖型的2型糖尿病（diabetes mellitus type 2，T2DM），此后越来越多的高质量的对照研究表明，手术治疗2型糖尿病远优于内科的强化治疗，降糖效果独立于体重的下降。降糖的原理目前还在研究之中，有前肠学说、后肠学说等理论，总的来说是缓解胰岛素抵抗，增加胰岛素敏感性，以及胃肠道激素的改变[血浆生长激素释放肽（ghrelin）、胰高血糖素样肽-1（GLP-1）、胃肠激素肽（PYY）等]、胆汁酸、肠道菌群等诸多因素参与降糖的结果。自2010年以来，糖尿病手术治疗逐渐受到学术界关注，2009年美国糖尿病学会（The American Diabetes Association，ADA）把手术治疗作为糖尿病治疗的重要措施之一，国际糖尿病联盟（International Diabetes Federation，IDF）在2011年正式推荐手术治疗糖尿病，在国际上减重外科逐渐更名为减重代谢外科，2016年国际上46家学术组织联合声明认可2型糖尿病的外科手术治疗方法。

中国的减重代谢外科发展最早可以追溯到1982年，为推广减重代谢手术做出巨大贡献的郑成竹教授在2003年完成了我国第1例腹腔镜下可调节胃束带手术，被认为是减重外科的发端。此后王存川教授完成了第1例RYGB，刘金刚、胡三元、王跃东等完成了SG，2007年中华医学会外科学分会制定了《中国肥胖病外科治疗指南》，此后，2012年中国医师协会外科医师分会肥胖和糖尿病外科医师委员会（Chinese Society for Metabolic &Bariatric Surgery，CSMBS）成立，2014年委员会制定了《中国肥胖及2型糖尿病外科治疗指南》，2019年又颁布了新版指南。2011年南京医科大学第一附属医院（江苏省人民医院）建立多学科团队模式并推行减重个案管理师制度，极大地推动了减重代谢外科在中国的发展。

近年来，随着机器人技术在临床的应用，以达·芬奇机器人为代表的机器人系统在临床上应用越来越多，此外3D成像系统以及更高分辨率的4K、8K等显示系统在临床上得到了应用。随着腹腔镜技术在减重外科应用，快速康复理念和技术在减重代谢外科被广泛接受和推广。

减重手术逐渐成为今天的减重代谢外科，从最初的弱小专业逐渐发展成为西方外科中举足轻重的专业外科，一方面是因为随着经济发展和生活方式的改变，肥胖人口及代谢疾病大幅度增加，另一方面是减重代谢外科医生不懈的努力和探索，不断修正手术方式，尽量减少对患者的创伤和干扰，使患者能快速康复，尽早回归家庭和社会。

减重代谢手术的未来依然面临很多挑战，但是相信凭借过去60年减重医生积累的宝贵经验，以及社会对手术的广泛接受和认可，减重代谢外科这一新兴的专业一定能蓬勃发展。

（梁辉，南京医科大学第一附属医院）

第二章　从减重外科到代谢外科

随着社会经济的发展及人们生活水平的改善，我国肥胖的发病率逐年升高，已达到总人口的10%。减重手术通过改变消化道解剖结构，限制食物摄入及干扰营养吸收使病态肥胖患者的体重降低。相较于药物、饮食控制、运动、中医中药等疗法，减重手术效果确切，疗效持久，近年来逐渐获得临床重视。随着手术量的增加及认识的不断深入，人们发现减重手术不仅可以有效且持久地使体重减轻，还可以在一定程度上缓解肥胖所导致的一系列合并症，如2型糖尿病、高血压及高脂血症等，因此，减重外科逐步演变为代谢外科。本章主要从减重手术效果、代谢疾病的缓解及相关共识与声明出发，进一步阐述减重外科向代谢外科的演变过程。

一、减重手术效果

体重降低是评价减重手术效果的主要标准之一。减重手术治疗肥胖经历了半个世纪的探索，在发展过程中产生了许多减重术式，随着对肥胖及减重机制认识的不断深入，部分手术方式已被淘汰，亦有新的手术方式不断被提出。目前国内主流减重手术方式仍为袖状胃切除术（SG）及胃旁路术（RYGB）。其他手术方式，如袖状胃切除加（SG plus）手术（袖状胃切除联合十二指肠转流、袖状胃切除联合空肠旷置等）以及单吻合口胃旁路术（OAGB）近年来手术量明显增加，胃折叠术、袖状胃切除术加双通路等亦有开展，但占比较少。而由于腹腔镜可调节胃束带术（laparoscopic adjustable gastric banding，LAGB）的减重效果欠佳，胆胰转流术联合十二指肠转位术（BPD-DS）手术复杂，术后并发症多，这两种术式目前国内极少开展。

在20世纪90年代前，袖状胃切除术是极重度肥胖患者的第一步手术，主要因为此类患者心肺功能较差，手术难度大，手术麻醉耐受性较差。所以患者在接受袖状胃切除术降低部分体重并提高手术耐受性以后，需再行胃旁路手术或BPD–DS。20世纪90年代后，研究者发现大多数接受袖状胃切除术的患者减重效果理想，约70%患者不需要再做二期手术，因此袖状胃切除术逐渐成为独立的减重术式。近5年来，袖状胃切除术已经在世界范围内成为主流术式，占减重手术量的50%以上。该手术的技术要点是从距幽门2~6 cm处开始切割胃大弯和胃底，一直到达His角旁约1 cm，注意勿损伤贲门括约肌。一般经口腔进入胃内放置校正管（bougie），以确保保留的胃小弯通畅，在袖状胃切除的专家共识中建议选用32~40 Fr的校正管。该术式操作简单，对体重控制的效果也相对较为理想，术后1年多余体重减少百分比（percentage of excess weight loss，EWL%）为60%~80%。袖状胃切除术的主要优点在于：减重效果确切，手术相对简单，术后营养缺乏及消化道并发症发生率较胃旁路术式低。主要缺点有以下3点：①远期复胖概率较高，由于袖状胃切除术主要通过抑制患者食物摄入来降低体重，对吸收功能影响较小，若患者术后不能有效改善饮食方式，其复胖概率相对偏高；②袖状胃切除术后瘘难以处理，大样本研究发现，袖状胃切除术后瘘的发生率约为1.3%，近90%发生在高位，常需数月的保守治疗方能愈合，甚至需再次行修正手术；③术后反流性食管炎发生率较高，且难以处理，袖状胃切除术后反流性食管炎的发生率约为8%，不同医院报道差异较大。该类患者可能需长期口服制酸药缓解症状，严重者需再次行修正手术。

胃旁路术目前仍然是经典的减重代谢术式，兼具限制食物摄入及减少营养吸收功能。20世纪60年代，美国的Mason和Ito首先描述了该手术。其技术要点是在贲门下方做成一个15~30 mL的小胃囊，然后在屈氏韧带以下20~50 cm处离断空肠，形成胆胰支，把远端的空肠和胃小囊进行吻合，形成食物支，空肠行侧侧吻合，然后关闭系膜裂孔。胃旁路手术经历50年的发展，目前依然是减重代谢手术的金标准。在发展过程中，胃旁路手术也经历了一些变化，如延长食物支，因而被称为长臂胃旁路术。在亚洲地区依据后肠学说，为达到降糖目的，一般延长胆胰支至100 cm。胃旁路手术的减重效果比较理想，术后1年EWL%为70%~80%。Maciejewski等Meta分析显示，由于胃旁路术有减少营养吸收的功能，其远期减重效果优于袖状胃切除术，术后5年EWL%仍能维持在60%左右。胃旁路术的主要优点为：①减重降糖效果尤其是远期效果，优于袖状胃切除术；②尤其适用于合并反流性食管炎患者；③手术方式可逆，术后可恢复成自然解剖结构。主要缺点为：①吻合口边缘溃疡难以处理；②胃囊扩张和吻合口扩大等导致复胖；③营养并发症（贫血、维生素及微量元素缺乏等）发生率较高；④远端旷置的胃行胃镜检查困难，可能导致胃恶性病变延误诊断；⑤消化道并发症较多（放臭屁、腹泻、倾倒综合征等）。

袖状胃切除联合单吻合口十二指肠转位术[袖状胃切除术联合单吻合口十二指肠回肠旁路术（SADI–S），或者袖状胃切除术十二指肠空肠旁路术（SG+DJB）]是BPD–DS手术的改进术式。虽然BPD–DS手术的减重及降糖效果在所有减重术式中最好，但其手术难度较大，术后营养缺乏及消化道并发症发生率较高。Sánchez-Pernaute于2007年提出SADI–S，其技术要点是在袖状胃切除术后距离幽门3 cm处离断十二指肠球部，十二指肠球部与空肠或回肠（2~3 m）行袢式吻合或Roux-en-Y吻合手术，袢式吻合无需关闭系膜裂孔，而Roux-en-Y吻合需关闭系膜裂孔。

该手术优点在于：①保留了幽门功能，术后倾倒综合征发生率更低；②相较于胃旁路术，便于术后胃镜检查；③减重降糖效果优于单纯袖状胃切除术，与胃旁路术相当。回顾性研究发现，袖状胃切除联合十二指肠转流术术后1年EWL%为61.7%~87%。据统计南京医科大学第一附属医院（江苏省人民医院）自2012年起至今，共开展袖状胃切除联合十二指肠转流术（袢式吻合）40余例，主要应用于身体质量指数（BMI）<32.5 kg/m^2的2型糖尿病（T2DM）患者，随访发现，1年及3年的总体重减少率分别为23.6%及20.3%，2型糖尿病患者术后1年、3年的缓解率分别为75%及68.4%。糖尿病患病年限<8年、年龄<40岁及术前不使用胰岛素的患者，术后糖尿病的缓解率较高，均在90%以上。

该手术主要缺点在于：①十二指肠空肠吻合需手工完成，手术难度较大；②如需修正为正常解剖结构，难度较大，可改为胃旁路术，且需切除远端胃；③女性患者贫血发生率较高（约40%）；④术后消化道并发症，主要表现为放臭屁、腹泻及反流性食管炎，发生率较高。但相对胃旁路手术而言，该术式的优势还比较明显。

袖状胃切除联合部分空肠旷置术是另外一种SG plus减重手术方式，由Alamo等于2012年提出，1年EWL%为81.5%，2型糖尿病完全缓解率为81.6%。其技术要点是在袖状胃切除术后选择在Treiz韧带20 cm处离断空肠，测量2~3 m近端空肠，与近端空肠行侧侧吻合，并关闭系膜裂孔。该手术的优点在于：①与袖状胃切除术一样便于术后胃镜检查，防止旷置胃导致相关疾病而延误诊断；②保留了幽门，避免术后倾倒综合征的发生；③保留十二指肠对铁的吸收功能，减少术后缺铁性贫血症的发生率；④旷置空肠进一步限制术后营养吸收，有助于降低术后体重复增的发生率；⑤旷置空肠具有可逆性。南京医科大学第一附属医院（江苏省人民医院）自2015年6月起开展袖状胃切除联合部分空肠旷置术，选择旷置空肠的长度约2 m，并进行了一系列研究，术后1年研究数据显示，对于术前BMI为35 kg/m^2的单纯肥胖患者，行袖状胃切除联合部分空肠旷置术后1年EWL%为88%，减重效果显著优于单纯袖状胃切除术，与胃旁路术相当。而术后并发症方面，与袖状胃切除术相比，仅增加了乏力及放臭屁的发生率，但相较于胃旁路术，术后稀软便或腹泻、贫血、维生素缺乏及倾倒综合征的发生率更低，具有一定的临床应用价值。另外，本中心所发表的关于不同手术方式对术后3年减重效果的对照研究数据，也证实该手术方式的减重效果仍优于单纯袖状胃切除手术，和胃旁路术相当，但长期效果和手术安全性（旷置空肠菌群移位）仍有待进一步研究。

胃折叠术最初由Tretbar于1976年报道，最初为开放手术，后由伊朗的Talebpour等改进为腹腔镜手术，目前主要应用于BMI相对较小患者的减重治疗中，而非用于2型糖尿病等代谢性疾病治疗。该技术的要点是在完成胃大弯侧游离后，置入bougie管并内翻缝合胃大弯，形成管型胃。该手术的优势在于：①保留了胃的完整性，内翻缝合的胃在早期如需要可复原，但长期之后如需复原，会由于粘连增加复原难度；②保留了胃的分泌功能，有助于降低术后贫血的发生率；③无须使用吻合器，手术费用较低。缺点在于：①术后有可能发生折叠胃内疝或脱垂；②术后有可能发生梗阻；③术后可能发生反流性食管炎；④对代谢性疾病缓解率偏低。Yun等通过回顾性分析发现，该手术术后1年的EWL%为31.8%~74.4%。由于该手术目前主要在中东地区开展，手术量较少，随访时间短，缺乏随机对照试验，远期减重效果仍有待进一步证实。

二、减重术后代谢疾病的缓解

早在20世纪50—60年代，Friedman和Angervall等就发现，胃大部切除术后部分2型糖尿病患者的血糖将恢复正常。20世纪90年代，Poris及其同事首次报道胃旁路术确切的降糖效果，由于肥胖患者2型糖尿病的患病率较高（20%以上），减重术后2型糖尿病的缓解越来越受到关注。Buchwald及Varco指出，代谢手术就是通过外科手术改变正常消化道结构，以期获得潜在的健康改善。就目前而言，代谢手术主要是针对代谢综合征的治疗，相较于减重手术，Francesco Rubino认为代谢手术的手术目的、患者选择、手术效果判定及起效机制均有不同（表2-1）。

代谢综合征是一组复杂的代谢紊乱症候群，是导致心脑血管疾病的重要危险因素，主要包括中心性肥胖、高血糖、高血压、高甘油三酯血症及低高密度脂蛋白血症。Lu等于2017年发表的调查数据显示，我国成年人代谢综合征的患病率约为33.9%。虽然国际糖尿病联盟（International Diabetes Federation，IDF）、世界卫生组织（World Health Organization，WHO）及美国心脏病学会（American College of Cardiology，ACC）诊断标准稍有不同，但参考指标基本相似。美国心脏病学会关于代谢综合征的诊断标准见表2-2。

表2-1　减重手术与代谢手术区别

项目	减重手术	代谢手术
手术目的	降低体重	控制代谢疾病，降低心血管疾病风险及体重
患者选择	BMI为主要标准	2型糖尿病，代谢综合征及BMI
手术方式	袖状胃切除术，胃旁路术，胃折叠术等	袖状胃切除术，胃旁路术，BPD-DS，袖状胃切除加手术等
效果判定	多余体重减少率	2型糖尿病缓解率，代谢综合征缓解率，心血管疾病风险降低及体重降低率
起效机制	限制摄入食物及干扰营养吸收	多机制联合作用，包括胃肠道激素改变，炎症改善等
远期关注	复胖	糖尿病复发

资料来源：本表格参考*Curr Atheroscler Rep*，2013年，Francesco Rubino所著的*From bariatric to metabolic surgery: definition of a new discipline and implications for clinical practice*修订。

表2-2　代谢综合征诊断标准

危险因素	诊断指标
中心性肥胖	腰围
男性	>102 cm
女性	>88 cm
甘油三酯	150 mg/dL
HDL	
男性	<40 mg/dL
女性	<50 mg/dL
血压	130/85 mmHg
空腹血糖	5.6 mmol/L

注：5项指标中，有3项符合即可诊断为代谢综合征。

需特别指出的是，肥胖患者的代谢紊乱，除代谢综合征外，还可能出现高尿酸血症或痛风、高胆固醇血症、多囊卵巢综合征及脂肪肝等。随着BMI的增大，糖尿病的发病风险也逐渐升高，我国的一项抽样调查研究显示，正常体重成年人2型糖尿病的发病率约为7.8%，超重者增加至15.6%，而肥胖患者则高达21.1%。肥胖患者2型糖尿病多合并有胰岛素抵抗，基础胰岛素分泌量较多，且对外源性胰岛素治疗不敏感，常需大剂量药物治疗方能达到有效的血糖控制。此外，肥胖患者饮食不规律，进食量多，体力活动少，因此，该类患者血糖控制多较差。相较于传统的内科治疗，代谢手术带来的糖尿病缓解效果确切且持久，大部分患者可达到临床治愈标准。目前，判断2型糖尿病的临床治愈标准为：完全治愈，空腹血糖<5.6 mmol/L，糖化血红蛋白在正常范围内，持续超过1年，且无需药物或其他治疗；部分治愈，空腹血糖<7.0 mmol/L，糖化血红蛋白<6.5%，持续超过1年，且无需药物或其他治疗。不同减重手术方式，术后2型糖尿病的缓解效果略有不同。文献报道，BPD-DS术后1年2型糖尿病缓解率最高，为95%左右，其次为胃旁路术（80%左右），袖状胃切除术缓解率约60%，而胃绑带术后2型糖尿病平均缓解率约为30%。代谢手术后血糖改善常先于体重降低，这与代谢手术后胃肠道激素的改变有关，主要包括胰高血糖素样肽-1（GLP-1）及人体空腹血酪酪肽（PYY）等。另有研究显示，代谢手术可以通过改变患者炎症状态，降低胃泌素释放肽（CRP）、白细胞介素-6（IL-6）及肿瘤坏死因子-α（TNF-α）等炎症因子表达，改善胰岛素敏感性，参与血糖调节。需指出的是，不同术式患者术前糖尿病病情严重程度并不一致，可能对糖尿病的缓解率产生影响。研究显示，可能影响代谢手术后2型糖尿病缓解率的主要因素包括：患者的年龄、术前BMI、胰岛功能（C肽水平）、糖尿病年限、手术方式、术前糖化血红蛋白水平及术前是否使用胰岛素控制血糖等。代谢手术后2型糖尿病的缓解率总体上随着时间的延长而逐渐降低，Buchwald等报道术后2~15年2型糖尿病的复发率为35%~50%，但2型糖尿病的复发是一个缓慢的过程，此类患者仍可获得糖尿病并发症的改善以及心脑血管疾病风险的降低。2型糖尿病术后复发的危险因素总体与缓解因素类似。

高血压缓解：高血压是肥胖患者的常见合并症，本中心数据显示，肥胖患者总体高血压患病率约43.3%（297/685）。Wilhelm等通过Meta分析证实，减重术后1年高血压的缓解率约为50%，总体改善率约为63.7%。本中心研究显示，虽然胃旁路术后高血压的缓解率与袖状胃切除术相似，但胃旁路术后收缩压及舒张压更低，提示胃旁路术对代谢综合征的缓解效果可能更好。但影响高血压缓解的具体危险因素仍有待进一步研究。

脂代谢紊乱缓解：肥胖患者多合并脂代谢紊乱，本中心748例患者数据显示，高甘油三酯血症发病率约43.2%，高胆固醇血症发病率约5.7%，低高密度脂蛋白血症发病率男性为63.4%，女性为83.1%，低密度脂蛋白增高发病率约13.5%。代谢手术后脂代谢紊乱可获得改善，但不同代谢手术术式对脂代谢紊乱的改善效果在现有文献报道中仍有差异。本中心回顾性研究显示，袖状胃切除术后1年，患者的甘油三酯及高密度脂蛋白水平可得到显著改善，而胃旁路术后患者的所有脂代谢紊乱均会获得改善，且低密度脂蛋白及胆固醇的改善效果优于单纯袖状胃切除术。Praveen等研究显示，袖状胃切除术与胃旁路术短期对脂代谢的改善效果相当；Melissas等报道胃旁路术效果优于袖状胃切除术，但差异会随时间延长而逐渐降低；Salminen等报道胃旁路术对低密度脂蛋白的改善效果在短期内优于袖状胃切除术。需指出的是，不同人种、饮食结构可能对代谢手术的脂代谢改善产生影响，目前关于代谢术后脂代谢的改善效果研究相对较少，尚缺乏随机对照研究。

高尿酸血症缓解：肥胖患者高尿酸血症发病率较高，本中心数据显示，男性发病率为53.2%，女性为46%。Romero-Talamás等报道，99名肥胖合并痛风患者在代谢手术后13个月的血清尿酸水平可降低38.5%，且患者代谢手术后痛风发作的发生率显著低于接受其他非代谢手术治疗的患者（1.8% *vs* 17.7%），患者术后1年痛风急性发作的发生率也显著低于接受其他非手术治疗的患者（8.0% *vs* 23.8%），提示代谢手术可显著改善尿酸代谢。合并有严重代谢综合征的患者，代谢手术可能会诱发急性痛风，通过静脉使用秋水仙碱对缓解痛风颇为有效。Schiavo等报道，对于接受代谢手术的患者，如术前合并高尿酸血症，术后尤其强调需低嘌呤饮食，可显著降低血清尿酸水平，减少痛风药物使用及痛风的急性发生。此外，随着术后基础代谢率的增高、代谢产物的增加，术后早期可能出现尿酸的暂时性升高，但随着时间的延长，总体上尿酸水平将缓慢降低。

脂肪肝缓解：肥胖患者脂肪肝发病率极高，本中心664例患者的术前B超检查结果显示，脂肪肝发病率为89%，部分患者可出现脂肪性肝硬化表现。Lee等近期通过对3 093例肝脏活检Meta分析显示，代谢术后肝脏脂肪变性缓解率为66%，脂肪性肝炎缓解率为50%，气球样变性缓解率为76%，肝脏纤维化缓解率为40%。但代谢术后部分患者可能出现新发病变，约12%的患者出现新发的肝脏纤维化。总体上，代谢手术可显著改善肥胖患者的脂肪肝病变。

三、共识与声明

目前关于减重代谢手术的指南较多，涉及减重代谢手术的方方面面，总体上国内常用的指南仍为2014年以及2019年由中国医师协会外科医师分会肥胖和糖尿病外科医师委员会发布的《中国肥胖及2型糖尿病外科治疗指南》及2016年发布的《代谢手术作为2型糖尿病治疗方案：国际糖尿病组织联合声明》（*Metabolic Surgery in the Treatment Algorithm for Type 2 Diabetes: A Joint Statement by the International Diabetes Organizations*）。国际糖尿病组织联合声明指出，关于肥胖患者合并2型糖尿病行代谢手术的病例选择主要依据BMI及内科治疗后血糖的控制情况，可参见图2-1。尤其对于低体重的2型糖尿病患者（BMI<27.5 kg/m^2），行代谢手术需谨慎，虽然已有多个研究证实，部分该类患者依然可以从代谢手术中获益，但总体2型糖尿病的缓解率仍然偏低，除临床研究外，应避免行代谢手术，以免产生医疗纠纷。

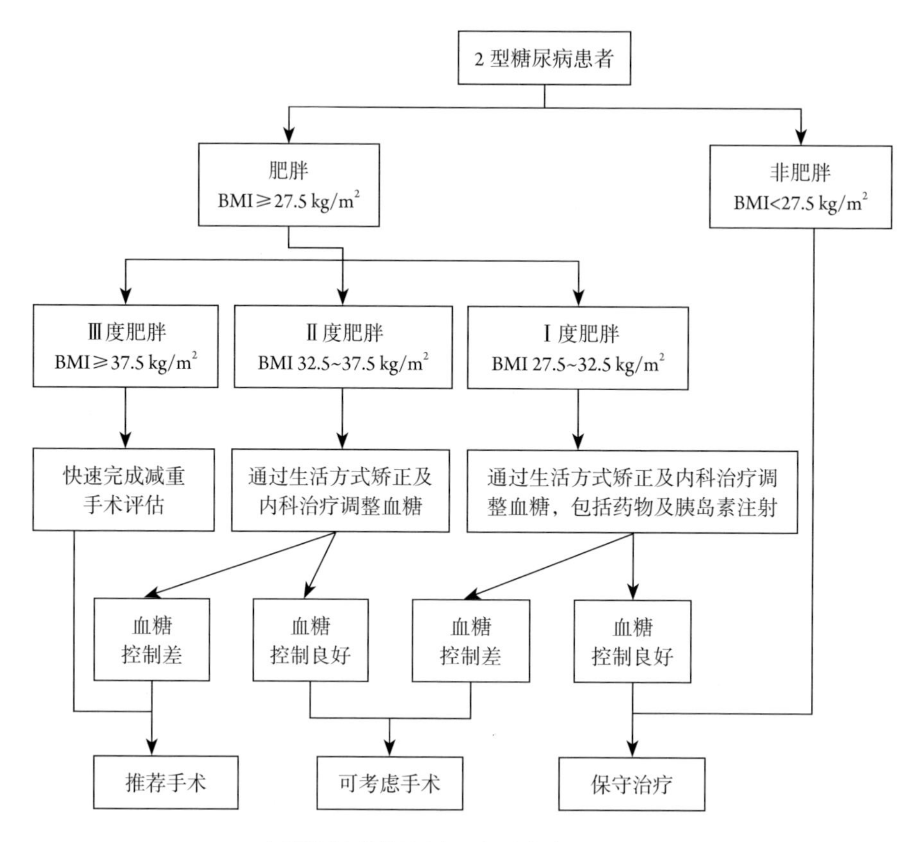

流程译自国际糖尿病组织联合声明。

图2-1　2型糖尿病代谢手术病例选择流程

（林士波，南京医科大学第一附属医院）

第三章 个案管理的历史与现状

目前关于个案管理的定义，国内外学者与机构仍在不断探索与完善。美国个案管理协会（American Nurses Credentialing Center，ANCC）将个案管理定义为“包括评估、计划、实施、协调、监督和评价所选择的治疗和服务的合作性程序，通过与患者的交流并协调可利用的资源来满足个体的健康需求，从而促进高质量、具有成本效益的医疗结局”。美国护理学会（American Nurses Association，ANA）将个案管理的定义拓展为“积极参与患者对医疗服务的选择，提供和协调满足患者需求的全面医疗服务，通过缩减不必要或重复的服务，促进高质量、具有成本效益的结局”。因而，个案管理是一种管理性照护的方法，是一个涉及多学科的程序，更注重各医疗团队成员间的协调和合作。

国外已有研究者从患者、专科护士和其他专业人员等不同角度证实了个案管理的效果，一方面个案管理让患者在整个治疗期间的治疗与照护、信息、心理与社会等需求均得到满足；另一方面，个案管理进一步促进了专科护理的发展，也对整个医疗团队的工作效率提高起到了积极作用。

一、个案管理的概念与发展

个案管理最早于20世纪70年代被提出，其最初目的是控制灾难性事故或疾病引发的高额保险要求。为了提高医疗质量，控制医疗费用支出，医院采取了各种管理措施进行干预，并逐渐意识到个案管理在疾病管理中的重要性，因而，医院内部的个案管理应运而生。1984年个案管理出现在美国政府推出的单病种管理方式中，以期减少患者住院天数、降低医疗成本及保证医疗质量。目前已被应用于精神疾病、慢性充血性心力衰竭、老年人照护及糖尿病治疗等领域，并充分显示了其优越性。现在，国外大多数医疗保健机构已建立了丰富的、多样化的个案管理模式，包括家庭保健、康复护理、流动护理、慢性病患者的长期护理等。在日本，个案管理尤其在老年人福利领域备受关注。在我国台湾和香港，个案管理已被用于糖尿病的照护系统，并产生了很好的效果。

二、国内外研究现状

目前国内外的个案管理已应用于多学科领域，并且已取得了较好的效果。个案管理通常由一个积极的、支持性的、有推动作用的多学科医疗保健团队实施，包括个案管理师、医生、护士、营养师、康复师等。个案管理师在个案管理团队中处于主导地位，是患者与多学科团队之间沟通协作的桥梁，也是个案管理团队的核心成员。研究显示，专业的高层次护理人员是最理想和最重要的个案管理师。国外大部分的个案管理师由护士担任，并且几乎所有的研究均以多学科小组形式进行。个案管理的内容包括评估患者需求；及时与患者、照顾者和医疗团队沟通协调；为患者制订个体化护理计划，定期随访；及时评价患者的病情进展，及时修改原照护计划等。目前研究证实，由专科护士主导的个案管理已在糖尿病患者中取得较好的效果。个案管理要求专科护士需具备注册护士的资格，具备一定的糖尿病相关知识，且有长期临床工作经验。主要措施包括：直接护理（病史采集、体格检查、解释实验室检查、整理结果）、组织协调（鉴别问题，向其他照护人员进行转诊）、咨询（向患者和照顾者提供建议）、促进专业知识的掌握（向患者和照顾者提供健康教育）。此外，有研究者将“互联网+”技术与个案管理相融合，应用于乳腺癌患者的术后管理中，显著降低了患者术后并发症的发生率，并提高了患者的生活质量。研究中对乳腺癌个案管理师的工作职责作了明确规定，包括患者治疗护理的全程管理、专科护理、健康教育、档案管理、延续护理和多学科多部门协调等。

近年来，肥胖已成为一个全球性问题，我国成年人中肥胖及2型糖尿病的患病率为10.4%~10.9%，患者人数多达1亿。肥胖及2型糖尿病的治疗除传统生活方式干预和药物治疗外，代谢外科手术已作为治疗手段被写入多项指南中。国内已有较多医院应用代谢手术来治疗糖尿病和肥胖，最常用的代谢手术为袖状胃切除术（SG）和胃旁路术（RYGB）。目前尚缺乏统一的管理标准，国内医院多根据自身关注的重点并结合现有技术条件制订随访管理计划，患者因缺乏标准化随访管理而导致手术疗效或并发症发生的结果差异较大。因此，除手术外，全面评估、长期规范随访、专科健康指导也是保障手术成功、保证疗效、减少并发症的重要举措。

多项指南中明确指出减重代谢外科的管理包括运动锻炼、营养调整、药物管理、心理辅导、专业咨询和同伴支持等一系列项目，需要与多学科团队进行密切的沟通交流，制订全面、系统、个体化的方案，以辅助患者参与持续时间≥6个月的综合生活方式干预计划，并提供至少2年以上的出院后随访管理服务，最终形成一套可共享的减重代谢外科管理模式。国外已开始探索减重代谢外科手术患者的术前及术后管理模式。英国国家卫生系统明令要求减重手术患者必须接受6个月的Tier 3医疗体重管理项目后才能进行手术，通过回顾性研究，Tier 3医疗体重管理项目可明显增加患者的术后减重率。加拿大的WWCM项目也是一个术前管理项目，包括面对面和网络链接两种形式，指导患者掌握关于饮食、运动、体重管理的技巧，结果显示，术前9个月的综合干预管理效果优于术前发放饮食教育指南。在术后管理方面，包括了远程随访、面对面指导和团体授课等模式，旨在减轻患者的体重。

国内对于减重外科治疗的管理模式也很多，如开设绿色门诊，配备保护患者隐私及安全性的设施，尽可能缩短患者的就诊流程；由外科、麻醉科、内分泌科、营养科及专业护理人员组成的多学科综合治疗团队，在患者入院进行一系列检查后即组织多学科会诊，根据患者情况和意愿作综合调整和控制，最终确定手术和麻醉方式；延伸健康教育路径是指在原有健康教育路径的基础上联合营养科、内分泌科和膳食科，增设减重患者临床护理健康教育单和出院教育随访单，护士按照表单对患者进行管理；健康信念减重模式通过利用健康信念模式建立支持性的环境，树立肥胖者的信心，提供健康教育，帮助肥胖者理解肥胖的危害性以及肥胖与许多疾病的相关性，从而提高其治疗依从性；远程随访干预通过电话、互联网对患者进行健康生活方式教育及营养指导等。综上所述，减重代谢外科治疗加全程系统个案管理确实在短期内可减少患者体质量，缓解2型糖尿病、高血压、高血脂等症状，改善患者心理状况，提高其生活质量。

目前，我们国家减重手术处于起始阶段，减重代谢外科的个案管理水平必然与国外差别很大，由于我国自身医疗模式与其他国家不同，寻找适合中国的个案管理目标及途径成为当务之急。20世纪50年代首个减重外科个案管理病例在美国减重外科个案管理模式上得到了快速的发展并形成较为成熟的工作模式。伴随国人饮食结构的改变，肥胖患者数量不断升高，随着国内减重手术数量的提升，实施减重患者的个案管理迫在眉睫。减重个案管理体系以及个案管理的标准化模式值得在全国推广。

（顾则娟，南京医科大学第一附属医院）

第四章　中国肥胖与糖尿病的现状

一、我国肥胖和糖尿病的流行特点

进入21世纪后，WHO明确指出，肥胖症已是全球最大的慢性疾病，与艾滋病、药物成瘾、酒精戒断一起并列为世界4大医学社会问题。据WHO最新统计数据，目前全球成人肥胖人数达6.5亿。据2013年8月—2014年4月中国慢性病及其危险因素监测数据，中国成人肥胖患病率为14.0%。按照WHO标准，以BMI≥30 kg/m^{2}为肥胖判断标准，从1980—2015年中国成人肥胖患病率增加了近8倍。

2016年的美国临床内分泌医师协会（American Association of Clinical Endocrinologists，AACE）联合美国内分泌学会（American College of Endocrinology，ACE）声明建议将“肥胖症”这一术语更改为“以肥胖为基础的慢性疾病”（adiposity-based chronic disease，简称ABCD），体现了人们对肥胖认识的深化和发展过程，肥胖不只是指体重增加，而是同时伴有一系列慢性疾病的症候群，包括2型糖尿病（diabetes mellitus type 2，T2DM）、高血压、睡眠呼吸暂停综合征、多囊卵巢综合征等。

肥胖和T2DM关系密切，肥胖和超重人群糖尿病患病率显著增加。《中国2型糖尿病防治指南（2020版）》指出：2010年、2013年、2015—2017年的调查结果显示，BMI<25 kg/m^{2}者糖尿病患病率分别为6.9%、7.4%和8.8%，25 kg/m^2≤BMI<30 kg/m^{2}者糖尿病患病率分别为14.3%、14.7%和13.8%，BMI≥30 kg/m^{2}者糖尿病患病率分别为19.6%、19.6%和20.1%。体重增加是T2DM发生的独立危险因素，体重或腰围增加可加重胰岛素抵抗，增加T2DM的发生风险及血糖控制的难度。肥胖与糖尿病存在的其他代谢异常协同作用可进一步加剧T2DM患者慢性并发症的发生，可使T2DM患者的心脑血管疾病风险增加。

《中国2型糖尿病防治指南（2020版）》显示从2010年、2013年两次大规模流行病学调查结果看，按照美国糖尿病协会（American Diabetes Association，ADA）标准诊断的糖尿病患者中，糖尿病的知晓率分别为30.1%和36.5%，治疗率分别为25.8%和32.2%，控制率分别为39.7%和49.2%。我国居民糖尿病知晓率、治疗率、控制率不够理想，肥胖、糖尿病可引发多种并发症，致残致死率高，带来沉重疾病负担，严重危害劳动力健康，影响经济社会可持续发展。

二、肥胖及糖尿病治疗概述

肥胖与T2DM密切相关。随着BMI的增加，T2DM的患病率逐渐升高。β细胞的功能障碍是T2DM的核心发病机制之一，肥胖营养过剩导致代谢负荷增加，在遗传易感的个体中，出现代谢和氧化应激、炎症应激、内质网应激等，如果应激因素不能及时解除，便会导致胰岛β细胞功能的衰退，最终导致β细胞的凋亡，T2DM的发生。肥胖影响T2DM的血糖控制，增加降糖药物的需求量。同时，肥胖也是高血压、心脑血管疾病、血脂紊乱、高尿酸血症、睡眠呼吸暂停综合征等代谢疾病的危险因素。相关证据表明，体重管理可以延缓糖尿病前期到T2DM的进展，并有利于T2DM的治疗，减轻体重有助于改善血糖水平并减少T2DM患者对降糖药物的需求量。

2017年美国糖尿病协会（ADA）发布了糖尿病指南，再次强调T2DM治疗中肥胖管理的重要性，并且从生活方式干预、内科药物及代谢手术3个方面对T2DM患者肥胖管理策略进行了调整。

患有T2DM的超重或肥胖患者，应该通过生活方式干预减重5%~15%或以上，以达到降低糖化血红蛋白（HbA1c）的目标，无论病程长短、严重程度，新近确诊的T2DM患者或已经长期使用多种糖尿病治疗药物的患者，都应该考虑减重治疗，减轻体重以改善血糖、血脂及血压，所有的T2DM患者都应考虑将减重药物作为生活方式治疗的辅助疗法。

（一）内科治疗缺点

有些传统的治疗方式，并不能长期达到并维持有效的血糖控制目标，表现为随着时间延长胰岛β细胞功能进行性下降以及相应的血糖水平升高；且大多数治疗会随着时间的延长导致体重增加，而体重增加会加重胰岛素抵抗，增加心血管疾病风险。

（二）手术治疗优势

目前已经积累了大量的循证证据，其中包括许多随机对照临床试验的数据，表明代谢手术与各种生活方式干预或药物干预相比，能更好地控制T2DM

患者血糖和降低患者心血管疾病的危险因素。众多组织机构及声明越来越重视代谢手术在T2DM中治疗的地位，并适当放宽手术治疗的适应证。

接受药物治疗、胃旁路手术和胆胰转流术的患者，HbA1c降幅分别为0.8%、1.9%和2.4%。代谢手术组有87.5%的患者实现了HbA1c<7.0%的控制目标，而药物治疗组没有患者达标。代谢手术对于体重的控制远远优于传统药物治疗。*The Lancet*研究发现代谢手术能让严重肥胖的T2DM患者预期寿命延长近10年。非T2DM患者接受代谢手术后，全因死亡率降低29.6%，让研究员吃惊的是，T2DM患者接受代谢手术后全因死亡率降低59.1%。代谢手术给糖尿病患者带来的生存益处要明显大于非糖尿病患者。

（三）代谢手术指南/手术降糖的共识指南

2009年，ADA在T2DM治疗指南中正式将代谢手术列为治疗肥胖伴T2DM的措施之一。2011年，国际糖尿病联盟（International Diabetes Federation，IDF）也发表立场声明，正式承认代谢手术可作为治疗伴有肥胖的T2DM的方法。同年，中华医学会糖尿病学分会和中华医学会外科学分会也就代谢手术治疗T2DM达成共识，认可代谢手术是治疗伴有肥胖的T2DM的手段之一。2016年，国际糖尿病组织发布联合声明，代谢手术首次被纳入T2DM的临床治疗路径（图4-1）。2017年，ADA在此基础上进一步更新，着重从生活方式

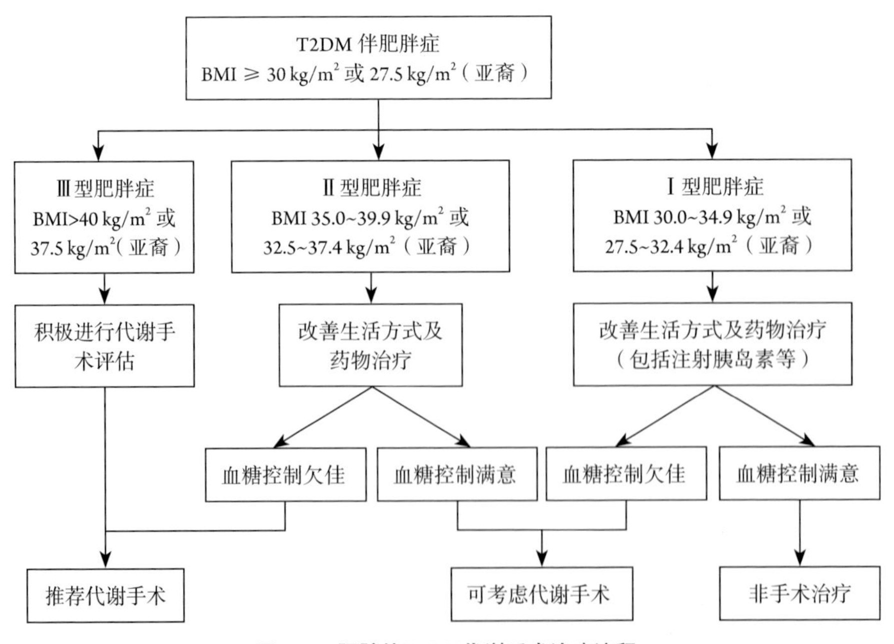

图4-1　肥胖伴T2DM代谢手术治疗流程

干预、内科药物及代谢手术3个方面为T2DM合并肥胖患者提供管理新策略。2020年中华医学会糖尿病学分会发布的《中国2型糖尿病防治指南》中也新增了“2型糖尿病患者的体重管理”章节。

近年来，我国减重代谢外科发展迅猛，继2007年发布《中国肥胖病外科治疗指南》后，于2010年发布了《中国糖尿病外科治疗专家指导意见》，2011年中华医学会糖尿病学分会和外科学分会联合推出《手术治疗糖尿病专家共识》，2014年发布了《中国肥胖及2型糖尿病外科治疗指南》。建议BMI≥35 kg/m^2且有或无合并症的T2DM亚裔人群，可考虑行代谢手术；对于BMI为30~35 kg/m^2且有T2DM的亚裔人群，生活方式和药物治疗难以控制血糖或合并症时，尤其是具有心血管疾病风险因素时，代谢手术应是其治疗选择之一。

（周红文，南京医科大学第一附属医院）

第五章　肥胖的诊断与合并症

肥胖以人体脂肪存储量过剩为临床表现，是一种由多因素引起的慢性代谢性疾病。目前，肥胖已经成为全球性的公共卫生及医疗问题。根据WHO的数据，截至2014年，全球肥胖人口达到6亿，占总人口的13%。我国的肥胖人口数量也在迅速上升，国家卫生健康委员会的统计结果显示，2004—2015年，中国的肥胖人口数从7.1%上升至11.9%。肥胖增加了高血压、冠心病、2型糖尿病、恶性肿瘤等相关伴发疾病的危险性，对公众健康构成了严重威胁，也为社会医疗保障带来巨大压力。

一、肥胖的分类

肥胖症可分为原发性（无明显病因发现）及继发性两类。

（一）原发性肥胖

排除了明显神经、内分泌系统病变及遗传性疾病的肥胖症被定义为单纯性肥胖。从病因方面分析，可能导致单纯性肥胖的因素包括静态生活方式、吸烟、饮食（哺乳、过量饮食、高脂高糖饮食、高饮食频率、暴食症、夜间饮食等）、社会经济因素（贫穷等）。

（二）继发性肥胖

继发性肥胖是以某种疾病为原发病的症状性肥胖，临床上少见，仅占肥胖患者的1%以下。

1. 内分泌障碍性肥胖

（1）下丘脑疾病

由下丘脑病变或垂体病变影响下丘脑、中脑、第三脑室病变引起。病变性质可为炎症、肿瘤（尤其是颅咽管瘤）、外伤等，进食过多的肥胖患者中，大多数有下丘脑部位的肿瘤手术史。通常根据病史、体格检查和脑电图检查即可作出诊断。

（2）垂体和肾上腺功能障碍

垂体前叶分泌促肾上腺皮质激素（adrenocorticotropic hormone，ACTH）细胞瘤会导致ACTH分泌过多，使双侧肾上腺皮质增生，产生过多的皮质醇，导致向心性肥胖，称为库欣综合征（Cushing's syndrome）。库欣综合征也可能有其他不同的病因，包括外源性糖皮质激素、原发性肾上腺病变、产生大量ACTH的副癌综合征。库欣综合征主要表现为身体中心位置的脂肪细胞扩增，而四肢的脂肪细胞增生不明显，常伴有高血压和糖尿病。

（3）甲状腺疾病

常见于甲状腺功能减退症患者，其体重的增加主要是水肿所导致，与肥胖相比，更为明显的症状有面容臃肿，皮肤呈苍白色，乏力，脱发，反应迟钝，表情淡漠。

（4）生长激素缺乏症

与生长激素分泌正常的人群相比，患有生长激素缺乏症的儿童与成人会出现明显的去脂体重的下降和脂肪量的升高。生长激素可以选择性减少内脏脂肪量，伴随年龄的增长，生长激素的分泌量会逐渐下降，这可能也是中老年肥胖的诱因之一。

2. 药物性肥胖

部分药物会诱导肥胖的发生，主要是精神类药物和激素。药物往往不会导致真正的病态性肥胖，但对于一些使用大剂量精神类药物、糖皮质激素或丙戊酸钠的患者而言，存在出现病态性肥胖的风险。诱发体重增加的药物种类详见表5-1。

3. 先天异常性肥胖

先天异常性肥胖多由于遗传基因及染色体异常所致。

表5-1 临床使用可以导致体重增加的药物

药物种类	相关药物
精神安定类药物	甲硫哒嗪、奥氮平、喹硫平、利培酮、氯氮平
抗抑郁药（三环抗抑郁药、单胺氧化酶抑制药、选择性5-羟色胺再摄取抑制药）	阿米替林、去甲替林、丙咪嗪、米氮平、帕罗西汀
抗痉挛药	丙戊酸钠、卡马西平、加巴喷丁
糖尿病治疗药物	胰岛素、磺酰脲类药物、噻唑烷二酮类
抗组胺类药物（肾上腺素能神经阻断药）	赛庚啶、盐酸普萘洛尔片、特拉唑嗪
甾体类激素	避孕药、糖皮质激素、孕激素

（1）单基因缺陷

目前已经发现人类的7个单基因突变可导致个体严重肥胖，这类肥胖称为单基因肥胖（monogenic obesity）。单基因肥胖的特点是早发性极度肥胖，个体在出生后2~3周即表现出嗜食及体重明显增加，成年后BMI一般都>40 kg/m^2。目前，人类单基因肥胖的7个基因已被克隆，即编码Leptin的*OB*基因、编码Leptin受体Leptin-R的*LEPR*基因、编码阿黑皮素原（proopiomelanocortin，POMC）的*POMC*基因、编码黑皮质素受体4（melanocortin-4 receptor，MC4R）的*MC4R*基因、编码Sim的*SIM1*基因和编码过氧化物酶体增殖物激活受体Γ2（peroxisome proliferator-activated receptor，PPAR Γ2）的*PPAR Γ2*基因。

（2）多基因缺陷

部分先天性肥胖是由于多种基因缺陷所致，这类患者除了出现病态性肥胖外，还会有其他多种临床症状。

1）普拉德-威利综合征（Prader-Willi syndrome，PWS）：又称肌张力低下-智能障碍-性腺发育滞后-肥胖综合征，由父源染色体15q11.2-q13区域印记基因的功能缺陷所致。其主要特征包括新生儿和婴儿期肌张力低下、吸吮能力差；婴儿期喂养、存活困难；1~6岁期间幼儿体重增加过快、肥胖、贪食。特征性面容有婴儿期头颅长、窄脸、杏仁眼、小嘴、薄上唇、嘴角向下（3种或以上）；外生殖器小、青春期发育延迟或发育不良、青春期性征发育延迟；发育迟缓、智力障碍。

2）巴尔得-别德尔综合征（Bardet-Biedl syndrome，BBS）：有肥胖、智力低下、色素性视网膜炎、多指（趾）畸形、肾脏异常、生殖器官发育不全6项主征。BBS为常染色体隐性遗传病，近亲婚配发病率增高。BBS非等位基因遗传异质性已被证实，至少已有16个基因被定位，编码为BBS1-16，其中位于

1q13的*BBS1*基因（20%）和位于12q的*BBS10*基因（30%）最为重要。

与肥胖有关的多基因缺陷遗传病还包括阿尔斯特伦综合征（Alstrom syndrome）、科恩综合征（Cohen's syndrome）、尖头多趾并趾（畸形）（Carpenter's syndrome）、比蒙德2型综合征（type 2 Biemond syndrome）、软骨–毛发发育不全综合征（McKusick-Kaplan syndrome）等，这类疾病多在婴幼儿期发病，临床上通过详细了解病史往往可以得到鉴别。

二、肥胖的危害

脂肪组织细胞是一种高度分化的细胞，可以储存和释放能量，而且能分泌数十种脂肪细胞因子激素或其他调节物，包括瘦素、抵抗素、脂联素、肿瘤坏死因子–α（TNF–α）、血浆纤溶酶原激活物抑制因子–1（PAI–1）、血管紧张素原和游离脂肪酸（FFA）等。肥胖患者脂肪细胞数量增多（增生型）、体积增大（肥大型）或数量增多体积增大（增生肥大型），伴脂肪组织炎症反应，如吞噬细胞和其他免疫细胞浸润，脂肪因子分泌增多，出现胰岛素抵抗和低度系统炎症（C反应蛋白、白介素–6、TNF–α等因子轻度升高）。这些危险因素的长期累积，会带来严重的合并症，缩短患者的预期寿命，其生活质量明显下降。

病态性肥胖可以分为中央型肥胖、外周型肥胖及混合型肥胖。外周型肥胖与退行性骨关节病、下肢静脉瘀滞等疾病有关，中央型肥胖、相关的代谢合并症及腹内压增高可以引起机体多系统病变、死亡，致残风险较高。肥胖相关合并症详见表5–2。

行为学研究显示：肥胖在严重影响患者社会心理和生理健康的同时，与

表5–2 肥胖相关合并症

疾病种类	相关合并症
心血管疾病	冠状动脉疾病 充血性心力衰竭 高血压 舒张功能障碍 肺心病 外周血管疾病 皮下水肿 淋巴水肿 肺栓塞 下肢静脉血栓 血管内皮功能障碍

续表5-2

疾病种类	相关合并症
呼吸系统疾病	阻塞型睡眠呼吸暂停综合征 肥胖低通气综合征 肺心病 肺栓塞 哮喘
内分泌系统疾病	高脂血症 2型糖尿病 胰岛素抵抗
消化系统疾病	非酒精性脂肪性肝炎 脂肪性肝硬化 胆石症 胃食管反流 食管裂孔疝 食管运动障碍 便秘 肠易激综合征
肌肉骨骼系统疾病	退行性关节病 痛风 腰椎间盘突出 纤维肌痛
泌尿生殖系统疾病	先兆子痫 多囊卵巢综合征 不孕症 闭经 功能性子宫出血 月经过多 睾丸萎缩 男性乳房发育症
泌尿系统疾病	慢性肾功能不全 原发性肾病综合征 尿失禁
皮肤疾病	蜂窝织炎 体癣 脱发 多毛症 化脓性汗腺炎 黑棘皮病 毛细血管扩张症 脂纹

续表5-2

疾病种类	相关合并症
肿瘤疾病	乳腺癌 结直肠癌 子宫内膜癌 前列腺癌 肾细胞癌
精神心理疾病	抑郁症 焦虑 人格障碍 暴食症 厌食症 饮食失调 身体畸形综合征 失眠
神经系统疾病	脑血管意外 假性脑瘤 感觉异常

认知缺陷、执行能力下降密切相关。此外，肥胖导致的胰岛素抵抗影响脑海马区，是肥胖患者记忆力下降的关键机制。

三、诊断与鉴别诊断

（一）肥胖的诊断

1. 体重指数

目前常用的体重指数（BMI），又称为体质指数，是肥胖的诊断标准之一。具体计算方法是以体重（千克）除以身高（米）的平方，即BMI=体重/身高^2（kg/m^2）。在判断肥胖程度时，使用该指标的目的在于消除不同身高对体重指数的影响，从而便于人群或个体间比较。

2. 腰围

腰围（waist circumference，WC），是指腰部周径的长度。腰围是衡量脂肪在腹部蓄积（即中心性肥胖）程度的最简单、实用的指标。脂肪在体内的分布，尤其是腹部脂肪堆积的程度，与肥胖相关性疾病有更强关联。对于BMI并不太高者而言，腹部脂肪增加（腰围大于界值）似乎是独立的危险性预测因素。同时使用腰围和体重指数可以更好地估计与多种相关慢性疾病的关系。中国成人超重和肥胖者的体重指数和腰围界限值与相关疾病危险的关系详见表5-3。

表5-3 中国成人超重和肥胖者的体重指数和腰围界限值与相关疾病*危险的关系

分类	体重指数***/（$kg \cdot m^{-2}$）	腰围/cm		
		男：<85 女：<80	男：85~95 女：80~90	男：≥95 女：≥90
体重过低**	<18.5	…	…	…
体重正常	18.5~23.9	…	增加	高
超重	24.0~27.9	增加	高	极高
肥胖	≥28	高	极高	极高

注：*相关疾病指高血压、糖尿病、血脂异常和危险因素聚集。
**体重过低可能预示有其他健康问题。
***为了与国际数据可比，在进行BMI数据统计时，应计算BMI并将体重指数≥25 kg/m^{2}及≥30 kg/m^{2}的数据纳入。

（二）肥胖的鉴别诊断

肥胖的鉴别诊断尤其重要，主要的手段包括病史采集、体格检查和相关辅助检查3部分。

1. 询问病史

应评估引起患者肥胖的原因：如是否使用过能引起肥胖的药物；有无头部外伤、脑炎、脑脓肿、脑中风史；是否处于急性、慢性疾病的恢复期，大手术或分娩后；是否有生活方式、饮食习惯的变更，如终止体育锻炼、职业变换、迁居、营养条件的改善等；是否处于精神刺激下或患狂躁忧郁病后；是否有内分泌疾病；有无头痛、尿崩、溢乳、贪食以及颅神经损害等下丘脑性肥胖症状；有无性器官发育不全、智力低下、畸形等遗传性肥胖症状；有无食欲减退而体重增加等甲状腺减退症状。在询问病史过程中还需要注意体重增加的阶段和速度。自幼肥胖者常为单纯性或遗传性肥胖，成年起病或病史较短者可能为继发性肥胖。同时要关注肥胖的伴随症状，如高血压、糖尿病、月经失调、睡眠呼吸障碍等。

2. 体格检查

评估患者的身高、体重、肌肉发达情况，有无水肿及先天畸形。关注个体体型，若女性呈男性化脂肪分布或男性呈女性化脂肪分布，提示其可能存在性腺功能低下，向心性肥胖者有皮质醇增多症的可能；下半身脂肪异常增加而上半身脂肪萎缩可能是进行性脂肪萎缩。还需关注患者的第二性征发育情况，评估是否伴有第二性征发育不良和生殖器官发育障碍。

3. 辅助检查

（1）电子计算机断层扫描（CT）和磁共振（MRI）检查

头颅及全身CT或MRI检查可发现垂体瘤、其他颅内肿瘤以及肾上腺、胰腺、卵巢等部位肿瘤，为目前常用的无创伤性检查。

（2）B超检查

B超检查对肾上腺、胰腺、甲状腺、性腺肿瘤或囊肿的诊断有帮助。

（3）放射性核素检查

放射性核素检查主要用于内脏器官肿瘤性疾病的诊断，如肾上腺或甲状腺肿瘤。

（4）其他

染色体检查，可检出遗传性疾病；视野检查有助于发现下丘脑垂体病变。

4. 内分泌功能检查

（1）下丘脑—垂体—甲状腺轴检查

①甲状腺激素测定：包括血清总三碘甲状腺原氨酸（TT3）、总甲状腺素（TT4）、游离三碘甲状腺原氨酸（FT3）、游离甲状腺素（FT4）的测定，甲状腺功能亢进时TT3、TT4、FT3、FT4升高；甲状腺功能减退时TT3、TT4、FT3、FT4降低，尤以FT4降低更有意义。

②血清促甲状腺素（TSH）测定：正常人TSH多<10 mU/L（10 μU/mL），若患者出现原发性甲状腺素功能减退，则TSH>20 mU/L（20 μU/mL）；若患者出现继发性甲状腺素功能减退，则TSH呈显著降低，TSH<0.5 mU/L（0.5 μU/mL）。

③TSH兴奋试验：皮下注射TSH 10个单位后，如甲状腺摄^{131}碘（^{131}I）率明显升高，提示为继发性甲状腺素功能减退，如不升高，提示为原发性甲状腺素功能减退。

④TRH兴奋试验：静脉注射促甲状腺素释放激素（TRH）200~500 μg后，如血清TSH呈延迟增高反应，提示病变可能在下丘脑水平，如无增高反应，病变可能在垂体，如TSH基础值较高，TRH注射后更高，则提示病变在甲状腺。

（2）下丘脑—垂体—肾上腺轴功能检查

①血皮质醇和皮质醇节律测定：血浆游离皮质醇不受皮质醇结合球蛋白（corticosteroid binding globulin，CBG）影响，能反映直接发挥生理作用的皮质醇量，故有较大的临床意义。一般于早晨8点和下午4点采血测定，必要时午夜

12点加测一次。正常的皮质醇节律多见晨间峰值，部分人下午4点前后似有一小的分泌峰，正常人入睡后的皮质醇水平均明显降低，如各时间点血皮质醇均明显升高需考虑皮质醇增多症、CBG增多症、各种应激状态等。

②小剂量地塞米松（dexamethasone，DXM）抑制试验：先测定24小时尿17-羟皮质类固醇（17-OHCS），连续测量2天作对照。口服DXM 2 mg/24 h（每6小时0.5 mg或每8小时0.75 mg），同时留尿测24小时尿17-OHCS。正常人在服用DXM后，尿17-OHCS明显降低，一般低于对照值的50%。单纯性肥胖者尿17-OHCS可偏高，使用小剂量DXM抑制后可同于正常人。Cushing综合征患者（无论增生或腺瘤）的尿17-OHCS未受抑制，仍高于对照值50%（4 mg/24 h尿）。

③大剂量DXM抑制试验：如果小剂量法结果为阴性（17-OHCS无明显下降），提示存在皮质醇增多症，应进一步鉴别其病因为增生或肿瘤。试验方法同前，仅将每日DXM剂量加至8 mg/24 h（每6小时服2 mg），如为0.75 mg片剂，可依3、3、3、2（片）分次服用。如为肾上腺皮质增生，17-OHCS应下降到对照值的50%以下，如大剂量仍不能抑制，提示肾上腺有自主分泌的皮质腺瘤。另外，异位ACTH分泌综合征所致的Cushing综合征亦不被抑制。

（3）胰岛功能检查

①口服葡萄糖耐量试验（oral glucose tolerance test，OGTT）：是一种葡萄糖负荷试验，用于评估人体对其所摄入的葡萄糖的调控能力，检查机体对血糖的调节能力，判断受检者是否存在糖调节异常或糖尿病。除此之外，通过测定空腹及糖负荷后的胰岛素和C肽水平，结合血糖水平，还可以了解胰岛分泌功能状况，是否存在胰岛素分泌不足或胰岛素抵抗，胰岛素分泌的时相是否正常。具体操作为：患者空腹8~10小时，在早晨8点之前空腹抽取静脉血，然后将75 g无水葡萄糖粉（儿童为每千克体重1.75 g）溶于300 mL温水中，于3~5分钟内喝下，从喝第一口开始计时，分别于30分钟、60分钟、120分钟及180分钟时抽取静脉血送检，分别测定上述几个时间点的血糖、胰岛素和C肽值。

②葡萄糖钳夹技术：是一种定量检测胰岛素分泌和胰岛素抵抗的方法，被认为是现今最新的葡萄糖稳态的测量技术。该技术分为高胰岛素-正常血糖钳夹和高葡萄糖变量钳夹两种，前者可以反映外周组织对胰岛素的敏感性，后者则是评价β细胞对葡萄糖的敏感性的金标准。

（管蔚，南京医科大学第一附属医院）

第六章　糖尿病的诊断与治疗

一、糖尿病的诊断

目前国际通用的糖尿病诊断标准和分类是WHO（1999年）制定的标准。糖代谢异常分类及诊断标准见表6-1、表6-2。

表6-1　糖代谢状态分类

糖代谢分类	静脉血浆葡萄糖/（mmol·L^{-1}）	
	空腹血糖	糖负荷后2 h血糖
正常血糖	<6.1	<7.8
空腹血糖受损	≥6.1，<7.0	<7.8
糖耐量减低	<7.0	≥7.8，<11.1
糖尿病	≥7.0	≥11.1

注：空腹血糖调节受损和糖耐量减低统称为糖调节受损，也称为糖尿病前期。

表6-2　糖尿病的诊断标准

诊断标准	静脉血浆葡萄糖/（mmol·L^{-1}）
典型糖尿病症状(包括烦渴、多尿、多食、不明原因体重下降等)	
加上随机血糖	≥11.1
或加上空腹血糖	≥7.0
或加上OGTT 2h血糖	≥11.1
或加上HbA1c	≥6.5%
血糖无典型糖尿病症状者需改日复查确认	

糖尿病的临床诊断应依据静脉血浆血糖而不是毛细血管血糖检测结果。我国资料显示仅查空腹血糖，糖尿病的漏诊率较高，理想的检查方法是同时检查空腹血糖及口服葡萄糖耐量试验（oral glucose tolerance test，OGTT）后2小时血糖值，OGTT其他时间点血糖不作为诊断标准。

二、糖尿病并发症评估

糖尿病并发症包括急性并发症和慢性并发症。急性并发症包括糖尿病酮症酸中毒、糖尿病高渗性昏迷、低血糖。慢性并发症包括糖尿病眼底病变、糖尿病肾病、糖尿病大血管病变、糖尿病神经病变。糖尿病患者定期进行并发症评估，包括血脂、尿微量蛋白、眼底检查及颈部动脉、下肢动脉超声，神经传导速度检查。

三、肥胖合并糖尿病的治疗

减重治疗包括生活方式（膳食和体育运动）干预、内科药物及代谢手术治疗等多种手段。

（一）生活方式干预

科学合理的营养治疗联合运动干预仍是目前最有效、最安全的基础治疗。《中国超重/肥胖医学营养治疗专家共识》（2016年版）推荐采用限制能量平衡膳食、高蛋白膳食模式以及轻断食膳食模式，可用于各种类型、各个生理阶段的超重/肥胖者，掌握好适应证及使用时机更有助于安全减重的执行。医学减重共识中推荐以营养治疗为基础，配合运动治疗及心理辅导。

运动对减重的影响取决于运动方式、强度、时间、频率和总量。《2013 AHA/ACC/TOS成人超重和肥胖管理指南》推荐，增加有氧运动（如快走）至每周150分钟以上（每天30分钟以上）；推荐更高水平的身体活动（每周200~300分钟），以维持体重下降及防止减重后的体重反弹（1年以上）。

精神–心理支持中需要医务人员能识别干扰减重管理成功的心理或精神疾病，并请专科医生进行治疗。在医疗活动中，肥胖患者可能会因为各种心理社会原因而拒绝寻求减重帮助。医务人员应对患者的表达充分尊重，仔细倾听并与患者建立信任关系，通过健康教育提高其对肥胖加重疾病危险性的认识，不应忽略任何细微进步，并给予及时、适当的奖励和称赞，这些管理活动对于肥胖儿童尤其重要。

（二）内科药物治疗

2017年，美国糖尿病协会（ADA）指南推荐，超重或肥胖的2型糖尿病

（T2DM）患者选择降糖药物时需考虑其对体重的影响，应优先考虑有利于体重减轻或对体重影响中性的药物，尽可能减少使用增加体重的药物（如胰岛素促泌剂、噻唑烷二酮类和胰岛素）。不同降糖药物对体重的影响见表6-3。对于某些BMI≥27 kg/m^{2}的T2DM患者，减肥药物可以作为饮食、体力活动和行为干预基础上的辅助治疗，但必须权衡减肥药物治疗的利弊。如果患者应用减肥药物3个月后体重减轻幅度仍<5%，或内科治疗效果期间出现安全性和耐受性问题，应考虑停用此药或更改药物及治疗方法。

表6-3　不同降糖药物对体重的影响

降糖药	对体重的影响
二甲双胍	轻度降低
DPP-4抑制药	中性
GLP-1受体激动药	降低
噻唑烷二酮类	增加
α-糖苷酶抑制药	中性
磺脲类/格列奈类	增加
胰岛素	增加
SGLT2抑制药	降低

（三）代谢手术治疗

代谢手术的临床应用已有超过50年的历史，尽管国内在代谢手术方面的起步较晚，但近年发展迅速，大量证据表明，以袖状胃切除术和胃旁路手术为代表的代谢和减重手术已经成为治疗病态肥胖症最有效的治疗方式，术后不仅可以取得安全而持续的减重效果，还能产生体重非依赖的代谢效应，从而治疗和缓解T2DM、降低心脑血管疾病（cardiovascular disease，CVD）风险、减少CVD事件和癌症发生率。

尽管如此，据统计只有约1%符合指征的重度肥胖患者接受了手术，部分原因在于公众缺乏对代谢和减重手术的长期生存获益的明确认知，特别是对手术疗法对比非手术疗法在长期疗效方面具有的优势认识不足。代谢手术不仅对于肥胖、糖尿病本身具有传统内科治疗无法企及的疗效，还对多种肥胖及糖尿病的合并症、并发症，如代谢综合征、睡眠呼吸暂停综合征、糖尿病肾病等具有良好的改善和缓解作用。

1. 代谢手术适应证

（1）BMI≥40 kg/m^2，无并存的医疗问题且手术风险不高的患者，适合行代谢手术。

（2）BMI≥35 kg/m^{2}并且合并1个或1个以上严重的肥胖相关并发症，例如T2DM，高血压，阻塞型睡眠呼吸暂停综合征，肥胖低通气综合征，皮克威克综合征，非酒精性脂肪肝病或非酒精性脂肪性肝炎，假瘤综合征，胃食管反流病（gastroesophageal reflux disease，GERD），气喘，静脉淤血病，严重的尿失禁，退行性关节炎，或者严重损害生活质量的疾病，均应考虑行代谢手术。

（3）肥胖合并T2DM患者：BMI≥32.5 kg/m^{2}患者需积极手术；BMI为27.5~32.5 kg/m^2，经生活方式和药物治疗难以控制血糖且至少合并2个代谢综合征组分或存在合并症患者，可考虑手术；BMI为25~27.5 kg/m^2，经生活方式和药物治疗难以控制血糖且至少合并2个代谢综合征组分或存在合并症患者，慎重开展手术。

2. 代谢手术禁忌人群

代谢手术禁忌证人群包括滥用药物、酒精成瘾、患有难以控制的精神疾病患者，以及对减重手术的风险、益处、预期后果缺乏理解能力的患者；明确诊断为1型糖尿病的患者；胰岛β细胞功能已明显衰竭的T2DM患者；外科手术禁忌者；BMI<25 kg/m^{2}患者；妊娠糖尿病及其他特殊类型的糖尿病患者。

3. 代谢手术治疗T2DM临床结局评判标准

（1）无效：血糖、糖化血红蛋白（HbA1c）与术前相比无明显改善；降糖药种类和剂量与术前相比无明显减少。

（2）明显改善：降糖药种类或剂量与术前相比明显减少；术后HbA1c<7.5%。

（3）部分缓解：术后仅通过改变生活方式干预即可控制血糖；6.5%≤HbA1c<7.0%；空腹血糖（FPG）5.6~6.9 mmol/L，且餐后2小时血糖7.8~11.0 mmol/L；须保持1年以上。

（4）完全缓解：术后无需服用降糖药，仅通过改变生活方式干预即可控制血糖；HbA1c<6.5%；FPG<5.6 mmol/L，且餐后2小时血糖<7.8 mmol/L；须保持1年以上。

（5）长期缓解：达到完全缓解，并维持5年以上。

（付真真，南京医科大学第一附属医院）

第二篇

减重代谢外科手术进展

第七章　腹腔镜袖状胃切除手术适应证及禁忌证

袖状胃切除手术的标准化手术要点为完全游离胃底和胃大弯，应用32~36 Fr胃管作为胃内支撑，距幽门2~6 cm处作为胃大弯切割起点，向上切割，完全切除胃底和胃大弯，完整保留贲门。术中如发现食管裂孔疝应一期行修补处理。加强缝合切缘有助于减少切缘出血的发生。

一、手术适应证

（一）单纯肥胖患者手术适应证

1. BMI

（1）BMI≥37.5 kg /m^{2}患者，建议积极手术。

（2）32.5 kg/m^2≤BMI<37.5 kg/m^{2}患者，推荐手术。

（3）27.5 kg/m^2≤BMI<32.5 kg/m^2，经改变生活方式和内科治疗难以控制血糖，且至少符合2项代谢综合征，或存在合并症患者，综合评估后可考虑手术。

2. 腰围

男性腰围≥90 cm、女性腰围≥85 cm，参考影像学检查提示中心性肥胖，经多学科综合治疗协作组（multiple disciplinary team，MDT）广泛征询意见后可酌情提高手术推荐等级。

3. 年龄

建议手术年龄为16~65岁。

（二）2型糖尿病患者手术适应证

1. 胰岛素功能

胰腺有一定的胰岛素分泌功能。

2. BMI

（1）BMI≥32.5 kg /m^{2}患者，建议积极手术。

（2）27.5 kg /m^2≤BMI<32.5 kg /m^{2}患者，推荐手术。

（3）25 kg/m^2≤BMI<27.5 kg/m^2，经改变生活方式和药物治疗难以控制血糖，且至少符合2项代谢综合征，或存在合并症患者，慎重开展手术。

3. 腰围

对于25 kg/m^2≤BMI<27.5 kg/m^{2}的患者，男性腰围≥90 cm、女性腰围≥85 cm及参考影像学检查提示中心性肥胖，经MDT广泛征询意见后可酌情提高手术推荐等级。

4. 年龄

建议手术年龄为16~65岁。

二、手术禁忌证

（1）明确诊断为非肥胖型1型糖尿病患者。

（2）以治疗2型糖尿病为目的，但胰岛β细胞功能已基本丧失患者。

（3）对于BMI<25.0 kg/m^{2}的患者，目前不推荐手术。

（4）妊娠糖尿病及某些特殊类型糖尿病患者。

（5）滥用药物、酒精成瘾或患有难以控制的精神疾病患者。

（6）智力障碍或智力不成熟，行为不能自控者。

（7）对手术预期不符合实际者。

（8）不愿承担手术潜在并发症风险者。

（9）不能配合术后饮食及生活习惯的改变，依从性差者。

（10）全身状况差，难以耐受全身麻醉或手术者。

（11）明确诊断的反流性食管炎为袖状胃切除术的相对禁忌证。

三、常见并发症

（一）消化道瘘

腹腔镜袖状胃切除手术（laparoscopic sleeve gastrectomy，LSG）术后残胃瘘发生率为0.7%~7.0%。残胃瘘的高危因素主要包括血供不足、缝合不严密、局部感染、合并糖尿病等。临床表现为腹膜炎、心动过速、发热等。术中轻柔操作，合理使用各种器械，减少周围血管损伤而引起血供障碍有助于预防消化道瘘的发生。消化道瘘诊断明确后，应及时给予禁食、胃肠减压、抑酸、抗感染、营养支持等保守治疗；如治疗无效，可考虑内镜下放置钛夹或生物胶，甚至再手术放置引流管或重新缝合关闭瘘口。

（二）出血

LSG术后出血的发生率为0.7%~1.4%。术后出血可来自胃切缘、大网膜边缘以及腹壁切口等部位。出血的原因包括围手术期使用抗凝药和非甾体类药物、术中操作不当和术后严重呕吐等。预防术后出血的关键在于术中精准操作和围手术期多学科协作，术中仔细检查切缘等，必要时可结合术中内镜检查，充分显露止血甚至加固缝合。

（三）静脉血栓栓塞

静脉血栓栓塞包括深静脉栓塞与肺静脉栓塞，其发生率为0.3%~1.3%。应以预防为主，对于高危患者，推荐使用下肢持续压迫装置，围手术期可适当给予抗凝药物，建议术后早期下床活动。

（四）袖状胃狭窄

切割线不在同一平面呈螺旋形、胃角切迹处切割过度等会导致LSG术后发生胃腔狭窄，患者可出现严重恶心呕吐症状。早期狭窄者可先予禁食或全流质饮食，效果不佳者考虑内镜下球囊扩张，必要时再次手术重新吻合或切开浆肌层。

（五）营养不良

减重手术后摄食和（或）吸收减少可导致营养不良。术后患者可出现多种维生素、蛋白质、电解质和矿物质等营养素缺乏，尤其是维生素D、叶酸、维生素B12、铁缺乏。另外，较多肥胖患者在术前即已存在一定程度的营养素缺乏。因此，对于行减重手术的患者，建议术前、术后均常规检测营养素水平，常规补充复合维生素、铁、钙等营养素。

（六）胃食管反流病

肥胖是胃食管反流病（GERD）的独立危险因素。各减重代谢手术方式对于GERD发生率的影响并不相同。LSG诱发GERD的原因在于，LSG术后His角及其附近的组织结构被破坏、食管下括约肌张力降低等。另外，食管裂孔疝会显著增加GERD的发生率，对合并食管裂孔疝的患者应在LSG术中同时行食管裂孔疝修补术。

（林士波，南京医科大学第一附属医院）

第八章　腹腔镜胃旁路手术适应证与禁忌证

一、腹腔镜胃旁路手术适应证

腹腔镜胃旁路手术适应证包括以下内容。

（1）BMI≥32.5 kg/m^2的2型糖尿病患者。

（2）BMI为27~32 kg/m^2，生活方式和药物治疗难以控制血糖或合并症的2型糖尿病患者。

（3）BMI为25~27 kg/m^2，经药物治疗难以控制血糖且有强烈手术意愿的患者，且至少合并2种代谢综合征——高甘油三酯、高密度脂蛋白胆固醇水平低、高血压。

（4）年龄18~65岁。

（5）糖尿病史<15年。

（6）注射胰岛素治疗<10年。

（7）胰岛β细胞功能正常。

（8）了解手术风险和患者术后生活习惯的改变，并有承受能力。

二、腹腔镜胃旁路手术禁忌证

腹腔镜胃旁路手术禁忌证包括以下内容：

（1）1型糖尿病患者。

（2）继发性肥胖患者。

（3）胰岛β细胞已衰竭，血清胰岛素和C肽低于正常值。

（4）对手术风险、益处、预期后果缺乏理解能力的患者。

（5）合并严重糖尿病并发症。

（6）糖尿病自身免疫性抗体阳性。

（7）外科手术禁忌者。

三、腹腔镜胃旁路手术操作标准化

挡开肝左外叶，显露胃底，运用超声刀于胃底近食管胃角（His角）处向左切开胃膈韧带，紧贴胃小弯于胃左动脉第1支远侧处切开肝胃韧带，先水平向左侧用直线切割吻合器（60 mm、高3.5 mm钉仓）切割1次，用超声刀向头侧游离胃后壁隧道直至His角，用直线切割闭合器向His角左侧方向连续切断制成胃小囊，容积约不超过30 mL，小胃囊大小可用袖状胃专用的支撑胃管前端注水来测量定位。运用电凝钩在胃小囊后壁下端开口备胃肠吻合使用。向头侧翻起大网膜，必要时从中部用超声刀劈开大网膜。助手上提横结肠系膜显露屈氏韧带，从屈氏韧带开始用带厘米刻度的无损伤抓钳数远侧100 cm空肠处，用直线切割吻合器（3.5 mm高钉仓）于结肠前上提空肠远断端与胃小囊行胃肠袢式吻合，闭合器戳孔用可吸收线进行缝合关闭。距胃肠吻合口近侧空肠2 cm处切断空肠（高2.5 mm钉仓），从胃肠吻合口向空肠远端测量100 cm，与近端空肠断端行空肠侧侧吻合（高2.5 mm钉仓），戳孔用可吸收线进行缝合关闭。缝合关闭Peterson裂孔和小肠系膜间隙。吻合口用亚甲蓝溶液测漏，冲洗干净术野，置引流管。

四、常见并发症

（一）手术对正常解剖生理结构的影响

溃疡：正常人进食后，食物和胃液混合，进入十二指肠，胃酸被胆汁胰液中和，胃旁路手术后，食物通过胃肠吻合口后，没有胆汁胰液来中和胃酸，胃酸容易刺激肠黏膜，引起胃肠吻合口处的空肠黏膜溃疡。患者的自觉症状为上腹不适、进食后腹痛，可用抑酸药和胃肠动力药进行防治。

腹泻：正常人进食后，食物进入十二指肠，胆囊收缩胆汁排空与食物混合，帮助消化脂肪，而胃旁路手术后因消化道改道，进餐时缺乏足够胆汁来帮助脂肪的消化与吸收，有部分乳化不全的脂肪性食物随粪便排出，患者可表现为腹泻。建议患者术后低脂饮食，服用多酶片，必要时加用止泻药，如蒙脱石散（思密达）、洛哌丁胺（易蒙停）。

胆囊结石：胃旁路手术可能会导致迷走神经反射损伤、十二指肠无食糜刺激、胆囊收缩素等激素分泌改变等，重度肥胖患者术后体重快速减轻，体内脂肪大量分解，造成胆汁内胆固醇增加及胆汁盐减少，也会导致胆石形成，术后合并胆石症的发生率为10%~30%。建议患者术后服用熊去氧胆酸胶囊3~6个月，以预防胆囊结石的形成。

（二）吸烟与吻合口溃疡的关系

术前必须告知患者术后戒烟的原因：①吸烟导致胃酸分泌增多，前列腺素合成减少，降低黏膜的防御功能；②吸烟导致胃排空延迟，影响食管下段括约肌功能，导致反流性食管炎；③吸烟引起胃肠黏膜血流量减少，加重了糖尿病所致的微循环障碍；④吸烟导致幽门螺杆菌感染率增高2倍以上；⑤吸烟可以导致胰岛素抵抗，影响术后的降糖效果。

（三）手术对营养吸收的影响

术后铁质吸收减少表现为缺铁性贫血，维生素B12吸收减少导致巨幼红细胞性贫血。可补充铁剂、维生素B12、叶酸予以防治。手术对营养吸收的影响可致患者进食减少、吸收面积减少等，患者表现为消瘦、营养不良。缺乏微量元素会导致脱发，缺钙则导致骨质疏松。胃旁路术后患者需长期补充维生素B1、维生素B12、复合维生素、微量元素等。

（四）手术相关的神经病变

手术相关的神经病变发生率非常低，主要因为维生素B12、维生素B1和微量元素缺乏导致。可表现为维生素B1缺乏症（俗称脚气病）、韦尼克脑病、吉兰–巴雷综合征、科萨科夫综合征等。术后应及时补充维生素、微量元素、免疫球蛋白和给予营养支持。然而，此类神经病变往往表现为恶心、呕吐、进食困难等症状，需要和胃排空障碍、食管反流、消化道梗阻等手术相关的并发症鉴别诊断。

（五）胃肠吻合口狭窄

术后胃肠吻合口狭窄表现为患者进食困难、呕吐，吻合口梗阻、狭窄，可以通过消化道造影、内镜检查证实，狭窄与吻合口溃疡常有密切关系。治疗方法有球囊扩张、支架置入、必要时手术治疗。

（六）内疝形成

胃旁路手术由于旷置的小肠的长度较长，系膜之间的间隙可能导致内疝形成，引起肠梗阻、甚至肠梗死，表现为腹痛、肠袢扩张。手术时要求常规关闭小肠系膜孔和Petersen裂孔。

（七）胃食管反流性疾病

糖尿病引起的神经病变导致食管动力异常、括约肌压力降低、食管扩张、反流。部分患者手术后症状加重。可表现为烧心、反酸、胸骨后痛、吞咽困难、呕吐等。可用抑酸药、胃肠动力药、胃黏膜保护药等治疗。

（八）血糖反弹

胃旁路手术后可能因为大胃囊或胆胰支肠袢变短。大胃囊患者的胃旁路手术术后胃底扩张，进食量大，体重反弹或短期内体重快速增加。建议术中不留胃底，胃肠吻合口不宜过大。患者术后不健康的生活和饮食习惯，也是导致疗效不佳的重要原因。

总之，腹腔镜胃旁路手术改变了正常的消化道结构，有可能导致相应的不良反应，手术有一定的并发症发生率。要注意手术操作和术后管理的诸多细节，尽量避免或减少并发症的发生。

（杨雁灵，中国人民解放军空军医院）

第九章　减重代谢外科治疗新技术

现代减重外科起源于20世纪50年代，是通过胃肠手术方式，来限制个体摄食量和（或）减少营养成分在小肠的吸收，从而造成机体负氮平衡，达到减体重的目的。最早施行的手术是空肠横结肠旁路术和空肠回肠旁路术，随后逐渐发展到同时旁路部分小肠并缩小胃容积以同时减少营养的摄入和吸收的手术方式，譬如胃旁路术（RYGB）和胆胰分流并十二指肠转位术（BPD-DS），以及这两种手术的简化术式，包括迷你/单吻合口胃旁路术（mini gastric bypass/one anastomosis gastric bypass，MGB/OAGB）和单吻合口十二指肠回肠旁路术/单吻合口十二指肠转位术（single anastomosis duodenoileal bypass with sleeve gastrectomy/stomach intestinal pylorus sparing surgery，SADI-S/SIPS）。此后，单纯缩小有效胃容积的手术，亦取得良好的临床结局，故逐渐被接受，包括胃内球囊技术（intragastric balloon，IGB）、腹腔镜可调节胃绑带手术（laparoscopic adjustable gastric banding，LAGB）、袖状胃切除术（SG）等。

到目前为止，美国代谢与减重外科学会（American Society for Metabolic and Bariatric Surgery，ASMBS）官方认可并推荐的标准术式包括SG、RYGB、LAGB、BPD-DS、SADI-S/SIPS和IGB，此外，国际肥胖及相关疾病外科联合会（International Federation for the Surgery of Obesity and Metabolic Disorders，IFSO）作为非官方国际学术组织，还推荐了MGB/OAGB手术，供各个国家的国家级专业学会参考。

由中华医学会外科学分会甲状腺及代谢外科学组联合中国医师协会外科分会肥胖和糖尿病外科医师委员会颁布的《中国肥胖及2型糖尿病外科治疗指南（2019版）》，重点推荐了RYGB和SG手术，同时对BPD-DS、SADI-S/SIPS、MGB/OAGB手术以及袖状胃切除加空肠空肠旁路术（SG+JJB）作了简单介绍。除此之外，国内还有部分医生开展了其他减重术式，但因为依然缺乏足够的临床证据，而在指南中并未被提及。

除了腹腔镜减重与代谢手术以外，近些年，减重医生、科学家和工程技术人员不断探索在创新柔性内镜下或者其他介入方式下进行减重治疗，以作为腹腔镜减重手术的补充，并取得了一定的临床效果，部分治疗甚至引起其他减重医生和患者的极大兴趣，本章针对近些年出现的新型减重手术和器械治疗方式做一些介绍。

一、胃内球囊技术

导致肥胖症的根本原因是摄入热卡过多，一般认为，热卡的过多摄入，一方面与精神心理因素相关，另一方面也存在一定的解剖学基础，包括胃容积的大小以及胃壁的顺应性。胃内球囊技术（intragastric balloon，IGB）是通过在胃腔内置入一定容积的外源性填充物，来预先占据胃的部分容积，使胃的有效容积相对减少，从而增加饱腹感、减少进食量、延缓胃排空，达到减重的目的。胃内球囊技术起源于20世纪80年代，经过40余年的发展，球囊的设计更加合理，早期球囊设计为圆柱体，容积约200 mL，在胃腔内置入4个月后经胃镜取出，早期的球囊置入后，不适感较为严重，相关并发症也较多见，后球囊逐渐演变为圆球体设计，并对材料及置入技术等进行不断优化，终于在2019年，胃内球囊减重技术被美国代谢与减重外科学会推荐为标准的减重治疗方式。

胃内球囊按照填充物的种类，分为气体球囊（即在球囊内充入一定量的气体使其膨胀）、液体球囊（即在球囊内注入一定量的液体）、气液混合球囊。气体球囊的优点是重量轻，故不适感也轻，且由于重力作用，球囊触碰胃底，因而饱腹感较为明显，但劣势是球囊材料要求高、对饮食量限制作用较差、不阻挡胃排空，因而整体上减重效果较液体球囊差，其代表产品是美国食品药品管理局（FDA）于2016年批准上市的、由Obalon Therapeutic公司研发的Obalon球囊。液体球囊的优点是停留于胃窦部，除了预先占据有效胃容积减少摄食量之外，还可进一步阻挡胃排空，减重效果优于气体球囊，然而由于重量较大，故不适感较气体球囊更重，其代表产品为FDA于2015年正式批准的、由美国Apollo Ensosurgery公司研发的Orbera球囊，Orbera球囊前身是bioenterics intragastric balloon（BIB），BIB被多个国家应用于临床，是目前应用最广泛的球囊。气液混合球囊的代表产品为end-ball球囊，容积为600 mL，包括300 mL液体和300 mL气体，该种产品试图保持气体球囊的较好的耐受性，又能维持液体球囊更佳的减重效果。

除了按照填充物分类外，还可按照球囊的形状来分类，包括单球囊、双球囊、多球囊以及可调节球囊，单球囊如前文所述的Orbera球囊，体积一般>450 mL，一次性置入胃腔内；双球囊的代表产品为ReShape医疗公司研发的ReShape™ Duo球囊，于2015年由FDA批准上市，这个球囊由相互独立的两个球体构成，中间相互连接，其优势是其中一个球囊破裂时，可避免球囊体经幽门进入小肠而造成肠梗阻。Obalon球囊每个大约250 mL，通常需要序贯性将3个球囊置入胃腔内。美国Spatza医疗公司研发的Spatz3球囊是完全意义上的可调节球囊，该球囊附着一根调节导管，球囊与导管一起置入胃内，根据需要，可通过留置的导管注入或者释放生理盐水，而达到调节球囊体积的作用，通常球囊体积的调节范围为400~600 mL。

传统的胃内球囊，均需借助胃镜置入胃内，近几年，可吞咽式球囊成为研究者关注的焦点，第一款可吞咽式球囊是前文提及的Obalon气体球囊，这款球囊连接注气导管，压缩入胶囊内，可直接吞咽入胃，置入胃腔后，胶囊溶解，球囊释放出来，在体外经细导管注入250 mL气体，细导管可与球囊脱离。每隔2周，序贯性置入一只球囊，共可置入3只球囊，在第一只球囊置入6个月后，经胃镜将所有球囊取出。一方面，由于注气球囊对于材料的要求更高，因而单个球囊的体积难以做大，而另一方面，由于逐渐放入球囊，患者不适感也较其他球囊更轻，该球囊业已获得欧盟CE Marking注册及美国FDA批准，而正式进入临床使用。第二款可吞咽式球囊是Allurion技术公司研发的Elipse球囊，2015年通过欧盟CE Marking认证并进入欧洲市场，目前在美国的临床试验已经完成，有望近期获得FDA批准。Eplise球囊是以液体为填充材料的单体球囊，压缩至胶囊内，球囊附带一个细注水导管，经吞服进入胃内，球囊释放，在体外经导管注入约550 mL生理盐水后，导管与球囊脱离，该球囊在体内4~6个月后可自行溶解，并经自然腔道排出体外。该球囊的置入过程及排出过程均无需胃镜辅助，因而易用性更强，受到广泛关注。

胃内球囊的适应证通常包括3个方面，一是体质量指数（BMI）为超重或者轻中度肥胖，但未达到减重与代谢手术所要求的BMI的人群；二是BMI达到减重与代谢手术所要求的BMI，但是惧怕手术的人群；三是在接受减重手术或者其他手术前，由于体重过重导致手术风险增高，可在术前先应用胃内球囊做初步减重的患者。其禁忌证包括：①因上消化道疾病导致内镜无法置入球囊或无法吞咽球囊的患者；②胃肠道狭窄或梗阻的患者；③未治愈的幽门螺杆菌感染的患者；④精神性进食障碍的患者；⑤胃部疾病的患者，包括胃排空障碍、胃溃疡、胃底食管静脉曲张、巨大食管裂孔疝（>2 cm）、胃癌等；⑥肠易激综合征、克罗恩病、炎性肠病等肠道疾病；⑦酗酒及药物成瘾者；⑧孕妇等。

既往政府行政审批部门出于安全考虑，球囊在体内留置6个月后需取出，近期美国FDA批准了Orbera360球囊及Spatz3球囊可在体内最多留置12个月。临床结果显示，球囊在体内6个月时间，患者通常可减去7.5~15 kg体重。球囊置入后的常见不良反应有腹痛、恶心、呕吐、胃黏膜刺激等，多数发生在置入后2周之内，有不足10%的患者在球囊置入后因难以耐受不适感，而需要将球囊提前取出，偶见球囊导致的胃溃疡甚至胃穿孔，但随着球囊材料顺应性的不断改良，此类并发症已少见。

二、EndoBarrier十二指肠空肠旁路套管

十二指肠空肠旁路套管（duodenal-jejunal bypass liner，DJBL）的设计理念来自袢式十二指肠空肠旁路术（loop duodenal-jejunal bypass，Loop DJB），即用一条约150 cm长的软质套管，在胃镜下置入，将一端固定在胃幽门处，该软质套管自然延伸至十二指肠和近段空肠内，进食后，食物在胃内经过初步消化之后，食糜通过胃幽门，在套管内通行，避免了食物与近段约150 cm的小肠黏膜的接触，使得营养物质无法在十二指肠和近段空肠内被吸收，从而达到减轻体重的目的；同时由于近段小肠无食物刺激，可产生有益的内分泌改变，理论上具有治疗代谢紊乱的作用。DJBL的代表性产品为美国GI Dynamics公司所研发的EndoBarrier，该产品最初于2010年得到欧盟CE Marking认证并进入欧洲市场，其后陆续进入中东及南美市场，最后在美国启动临床试验，然而由于3.5%的受试患者发生肝脓肿，该研究于2015年停止，由于此安全问题，最终于2017年正式从全球市场退市。该产品在设计理念方面存在两个缺陷，一是安全性的问题，该套管在十二指肠内，极有可能堵塞十二指肠降段纵襞下段的肝胰壶腹开口，从而造成胆汁胰液排出不畅，引起肝脓肿甚至胰腺炎；二是有效性问题，小肠的总长度通常为5~8 m，EndoBarrier可使小肠的有效吸收长度减少1.5 m，早期食物吸收量有所减少，然而由于小肠的自适应能力，经过一段时间后，小肠对营养的吸收量可代偿性恢复到套管置入前的水平，因而对体重的长期减轻效果不尽如人意。DJB手术曾被认为是一种有效的代谢手术方式，然而临床试验并未达到研究终点，故未能作为一种独立的减重代谢手术方式，该手术的机制与DJBL相似，也从另一方面提示了DJBL减重有效性的不足。至少目前，DJBL还不能作为一种置入式医疗器械来治疗肥胖，需要在产品的设计方面进一步优化，并需要辅以减少摄食量的设计，来达到有效减重的结果。

三、AspireAssist胃造口装置

AspireAssist胃造口装置是已经获得美国FDA正式批准的Ⅲ类减重器械，经胃大弯无血管区向胃腔内置入造口导管，导管另一侧穿过腹壁，连接至固定在腹部皮肤表面的阀门，与之配套的是便携式电力水泵及循环注水排水管。其使用方法是在进食之后，将动力水泵经循环水管连接至腹部体表阀门，与胃造口管相通，通过向胃腔内注水，将所食入胃内的食物及时冲洗出体外，从而达到在不影响进食量的同时，有效减少进入小肠的食物量的作用。研究显示，坚持应用AspireAssist装置2年后，多余体重减少比可达55%。本装置的优势在于不需要刻意节食，由于实际进入小肠的食物量的减少，因而减重效果确切。但该装置需要有创置入，体外阀门需要定期维护以防止感染，而且需要随身携带便携式电力水泵与循环水管，餐后需要及时冲洗胃腔，有诸多不便。

四、BAROnova胃幽门阀门装置

BAROnova胃幽门阀装置是另外一个获得欧盟CE Marking和美国FDA批准的植入式减重器械，通常需要在胃镜下置入。该装置由3个部分组成，包括可调节体积大小的阻挡球（通常置于胃窦部）、调节阀（通常置于十二指肠内），以及连接二者的连接管，通过调节阀可调节阻挡球的体积。通常阻挡球处于充盈状态，相对固定于胃窦部，阻挡胃流出道，使进入胃内的食物不能通过胃幽门进入十二指肠，在需要的情况下，可以通过人工控制调节阀，从而改变阻挡球的充盈状态，有计划地使胃腔内食物排入十二指肠。

五、VBloc迷走神经阻断器

VBloc迷走神经阻断器是另外一个获得美国FDA批准的减重器械，由美国EnteroMedics公司研发，通过腹腔镜将脉冲发射电极环绕胃迷走神经，电极与体外脉冲控制器进行无线对接，体外脉冲控制器可通过发射电脉冲至电极，干扰阻断胃迷走神经传导，使胃肠蠕动减缓，消化液分泌减少，从而维持饱腹感，并降低胃肠消化吸收功能，以达到减重的目的。然而临床使用至今，减重效果有限，接受度较差。

六、Revita十二指肠黏膜热消融技术

Revita十二指肠黏膜热消融系统也已经获得欧盟CE Mark批准上市，一般情况下，摄入的葡萄糖会在十二指肠内吸收，这个器械通过胃镜，将热消融探极置入十二指肠黏膜下层，通过加热作用，使部分十二指肠黏膜细胞变性，从而失去吸收功能，期望葡萄糖的吸收减少，达到降低血糖和减体重的作用。由于小肠具有强大的代偿能力，因而理论上讲该治疗方式临床结局不确切，临床应用有限，目前尚未获得美国FDA批准。

七、Magnamosis磁力吻合环

Magnamosis磁力吻合环是一种用于胃肠道吻合重建的医疗产品，形状类似于螺丝帽，有不同尺寸，通过将两个磁力环分别放入近端小肠腔内和远端小肠腔内，在磁力作用下，两个磁力环相互贴近并相吸，经过3~7天，被磁力环所压迫的部分组织缺血坏死，从而形成短路的吻合口，食糜通过短路吻合口，从近端小肠直接进入远端小肠，减少了营养吸收，从而达到减重的目的。该产品的优势是无需腹腔镜，仅在胃镜下可置入，甚至直接吞服即可。其劣势是难以控制磁力吻合环在小肠中的位置，此外，如果两个环对接不恰当，则会引起小肠扭转和梗阻，所以技术有待于进一步优化。

八、Gelesis水凝胶颗粒胶囊

水凝胶的特性是具有极强的噬水性，在噬水后，体积快速膨大。借助此特性，Gelesis公司将水凝胶颗粒置入胶囊内，在主餐前，吞服水凝胶胶囊，胶囊一般在5~10分钟溶解，水凝胶颗粒释放出来，此时喝300~500 mL水，水凝胶噬水迅速膨胀，占据胃容积，产生饱腹感，使摄食量减少。在含水的水凝胶颗粒进入小肠后，附着于小肠黏膜，进一步减少营养物质在小肠的吸收，含水水凝胶颗粒进入结肠后，发生裂解，其中所含水分释放出来被结肠吸收，而不至于造成机体脱水。该产品近期被美国FDA批准为Ⅲ类医疗器械。本产品的最大优势是方便易用，且可反复使用，然而口服水凝胶胶囊后产生胃胀，影响食欲，且需要坚持每日服用，所以服用者有可能产生心理疲倦感，从心理层面难以坚持每日服用，使得减重效果打折扣。

九、肠黏膜涂层

新近有研究报道，美国麻省理工学院科学家采用人工合成高分子材料，在小肠黏膜临时形成一层涂层，一方面可以隔离肠腔内的营养成分与小肠黏膜层，另一方面还可利用此涂层，耦合药物，局部释放以进行局部治疗。该材料与水凝胶颗粒的最大区别是不至于引起胃胀，也不用在餐前大量饮水，该技术目前依然在临床前阶段，展示了潜在的应用价值。

十、胃左动脉栓塞

饥饿激素（ghrelin）是调控食欲的重要激素，主要在胃底部分泌，胃袖状切除术的一个主要机制是通过切除胃底部，减少饥饿激素的分泌而减少食欲。血管介入医生通过血管介入，对胃左动脉进行栓塞，使胃黏膜因相对性缺血而减少饥饿激素的分泌。该介入治疗方法已有临床试用，但由于胃黏膜细胞再生能力强，故远期效果有待确认。

十一、胃镜下袖状胃成形术

袖状胃切除术是目前的主流减重手术方式，一方面能有效缩小胃容积，另一方面通过切除大部分胃底而减少饥饿激素的分泌，达到抑制食欲、增强饱腹感、减少摄食量而减重的目的。美国Apollo公司研发了胃镜下缝合装置Overstitch，可在胃腔内进行全层组织缝合，基于此技术，设计了胃镜下袖状胃成形手术，类似于腹腔镜下胃折叠术，但是从黏膜层进行缝合。该技术目前处于推广阶段，胃容积缩小效果比较确切，但由于胃底部依然存在，且目前技术使精准操作受限制，所以减重效果较腹腔镜袖状胃切除术差，同时在黏膜层进针做胃壁全层缝合，有可能在浆膜面造成副损伤而不易发现，譬如血管损伤造成出血，是该技术目前的局限性。

总之，目前减重新技术不断出现，但整体上来看，还是向经自然腔道手术操作或者无创减重医疗器械方面发展，目前尚没有任何一种减重新技术能使肥胖症和糖尿病治疗的临床结局优于主流腹腔镜减重手术，然而部分技术针对特定患者群体具有优势。以美国为例，尽管有多种减重器械获得美国FDA批准，然而从美国代谢与减重外科学会层面，目前仅推荐胃内球囊作为主流减重器械，意味着这些创新治疗方式，尽管有一定的减重效果，但依然需要大量的高质量临床研究，来支撑其未来获得专业认可。

（张鹏、刘京丽，北京友谊医院）

第十章　减重代谢外科术后修正手术

自1974年WHO将肥胖症定义为疾病以来，全球肥胖患者数量迅速增加，2015年以来我国以总患者数9 000万之众，超过美国，肥胖人数居于世界首位，随之而来的肥胖相关代谢性疾病与合并症的患病率也在逐年增加，如2型糖尿病、高血压、高脂血症、高胰岛素血症、睡眠呼吸暂停综合征、多囊卵巢综合征、骨关节炎等。减重手术是目前治疗肥胖症及相关代谢性疾病最有效的方法，不仅能带来稳定而持久的减重效果，也能显著改善伴随的各种代谢性疾病及肥胖合并症。自国内开展减重手术以来，手术量由最初的100多例迅速增加到2020年的11 700多例。与此同时，必然也面临一些因手术效果欠佳、体重反弹、代谢病复发、手术相关并发症等需要再次手术的情况，统称为修正手术。文献表明，初次减重手术患者需进行修正手术的概率为5%~50%，不同术式的修正手术概率也不尽相同，各中心报告数据也有很大差异，大多为2%~20%，但也有高达56%者。目前在临床实践中关于修正手术并无明确的定义，其适应证、禁忌证、手术方式选择、效果评价等均无统一标准。

一、修正手术定义与分类

修正手术（revision），也称为再次手术、二次手术、转换手术和翻修手术等，是指肥胖与代谢病患者行初次减重手术后因手术效果不佳、复胖和（或）术后严重并发症等需要接受再次手术，严格来说计划性的分期手术不应被认为是修正手术。修正手术按手术方式可分为修理手术、修改手术和修复手术3种类型。

（一）修理手术（correction）

减重手术术式不变，将原来不规范的手术做成规范的手术，如将原来过大的胃囊或者原来不大但术后已逐渐扩张变大的胃囊改为标准的小胃囊。

（二）修改手术（conversion）

手术术式改变，原来减重术后因为减重效果不佳或者严重的并发症而将原来的术式修改为其他类型的减重术式，如将袖状胃切除术改为胃旁路术。

（三）修复手术（restoration）

减重手术后因为效果不佳或发生严重并发症、营养不良等原因而将原来的减重术式恢复为正常的消化道解剖结构。如可调节胃绑带术后发生绑带移位而将绑带取出等。

二、需要修正手术的情况及原因

（一）需要修正手术的常见情况

1. 减重效果不佳

2年以上多余体重减少率低于50%，或首次术后2年BMI仍超过40 kg/m^2。

2. 术后体重反弹或复胖

体重增长超过2 kg/月，且持续超过3个月。

3. 术后严重并发症

如严重营养不良、术后内疝、肠梗阻等。

（二）原因

①实施被摒弃的不规范手术；②规范手术中的技术细节不到位（如LSG中保留胃底过多、LRYGB中小胃囊保留过大、吻合口过大、胆胰支或者食物支过短、共同支过长等）；③术后长期的不良生活习惯等；④不明原因的腹痛、探查性手术、继发性肥胖、不明原因肥胖等。

三、修正手术的术前评估、准备与诊断

修正手术由于伴随很多不确定性，因此术前要尽量通过更完善的检查明确原因，以便制订出针对性的解决方案，包括详细询问术前饮食及运动史等生活习惯情况，比如每日饮水量、进食种类和结构等，记录患者饮食清单，详细了解其饮食行为。此外，了解初次手术情况尤其对手术录像的复习非常必要，当无法获取录像时，应认真研读包括手术记录在内的各种医疗文书。另外，针对需要修正手术的患者，除必要的实验室检查以外，还需要通过影像或者内镜检查进一步评估和分析，这些措施有助于明确手术效果不佳或者失败的根本原因，从而达到个体化的解决目标。

（一）内镜检查

行修正手术之前，内镜检查是首选项目，可以详细了解消化道解剖结构，提供初次手术的信息，仔细检查食管以及胃和（或）十二指肠黏膜情况，以帮助确定是否有食管反流或者胆汁反流情况及其严重程度，也可以了解是否存在胃底扩张、吻合口扩大、消化道狭窄、吻合口溃疡、出血、异物侵蚀及其他潜在问题，如缝钉或缝线的影响或胃瘘等情况。

（二）腹部CT

腹部CT可以提供更加丰富的信息，有助于了解腹部情况，对于判定腹腔情况诸如内疝、肠梗阻、腹腔感染、食管裂孔疝、胃瘘等提供必要的支撑信息，有助于术前诊断，也有助于术后对比。

（三）消化道造影

尽管有胃镜和CT检查，但消化道造影在修正手术前检查中也至关重要，因为造影可以提供动态的影像，有助于了解患者有无功能性狭窄、扩张、胃瘘的存在以及胃瘘周边的解剖情况，有助于弥补初次手术记录缺失或者信息不全。术前的消化道造影也可以为术后的对比提供依据和更多信息，也有助于术前诊断和制订手术计划。

（四）其他检查

腹部彩超、食管测压等也可提供一些必要的诊断信息，为完善术前诊断提供必要帮助，另外，胃排空试验也有助于证实是否存在功能性异常等。以上检查可为修正手术的术前诊断提供必要信息，但鉴于人体的复杂性以及个体差

异，还有二次手术的不确定性，尽管做了充分的术前准备和检查，但依然不能完全排除一些遗漏的诊断可能，因此，术中的细致探查和术者丰富的临床经验就显得尤为重要。

四、修正手术的适应证

修正手术的适应证可根据手术后相关情况出现的时间大致分为早期和晚期适应证，早期适应证主要指术后1~3个月内，发生需要紧急或择期手术的并发症，如腹腔感染、胃瘘、迟发性出血、早期疝、肠梗阻等，上述情况需要根据胃肠外科或者普通外科的处理原则紧急或者择期处理。而晚期修正手术多见于复胖、减重效果欠佳、代谢疾病复发等，当然也包括一些远期并发症，如疝、肠梗阻、严重营养不良等。

五、修正手术的禁忌证

何种情况下不能进行修正手术，目前并无定论，但参考初次减重手术的指征以及其他胃肠手术的要求来看，以下情况可列为禁忌证或相对禁忌证：①缺乏随访史者，这种情况下需要先跟踪3~6个月；②对手术预期不符合实际者；③滥用药物、酒精成瘾或有难以控制的精神疾病者；④依从性差不能配合术后的饮食指导和运动指导者；⑤未经全面系统的术前评估和诊断者。

六、修正手术的方式

由于减重手术种类较多，且术者存在较大个体差异，因此，修正手术的方式并不能一概而论，还需要遵循一些普通外科的再次手术原则：①术前充分评估和诊断；②由经验丰富的外科医生实施手术操作，因为修正手术非常复杂，需要手术者具备丰富的临床经验和随机应变能力，因此建议由手术经验丰富的减重专科医生承担，并采用多学科合作模式，以便获得长期疗效并满足患者需求。根据初次术式对修正手术方式的选择概述如下。

（一）初次胃束带术后修正手术

虽然国内2019版指南已经剔除了胃绑带手术，但国内早期开展的减重手术以胃束带手术为主，因此还面临需要修正的情况。胃绑带术后需要修正的原因为：①减重效果不佳（62%）；②束带处狭窄导致的局部或者完全梗阻（13%）；③胃囊扩张（9%）；④束带腐蚀胃壁（6%）；⑤胃壁组织坏死（4%）；⑥反流性食管炎（2%）；⑦胃穿孔（2%）；⑧束带移位与侵蚀。根据原因予以针对性处理，首先需要去除束带，其次根据具体情况可修正为腹腔镜胃旁路术（laparoscopic Roux-en-Y gastric bypass，LRYGB）或者腹腔镜袖状胃切除术（laparoscopic sleeve gastrectomy，LSG）或者其他LSG plus手术。

（二）初次袖状胃切除的修正手术

初次袖状胃切除术后需要修正的原因多见于胃底扩张、胃形态的扭转、胃体狭窄等导致的复胖、减重效果欠佳、严重食管反流、胃瘘、频繁呕吐导致的营养不良等，可根据具体情况选择实施内镜下扩张、再次袖状胃切除手术、胃底再切除加空肠转流术、胃旁路手术等。

（三）初次胃旁路修正手术

初次胃旁路术（RYGB）后大约15%患者的减重效果不理想，另外有10%~15%的并发症发生，常见并发症有胃小囊扩张，胃空肠吻合口溃疡导致的出血、狭窄、穿孔等，吻合口扩大，胆汁反流性食管炎，腹泻/脂肪泻，胃小囊与远端残胃内瘘。RYGB的修正更为复杂，试图通过修正手术来解决RYGB术后的体重减轻效果不佳，较难取得满意的疗效，胆胰分流也许是可考虑的少数修正手术方式，针对一些并发症做出针对性的解剖结构改变能解决相关问题并维持减重效果。

（四）初次LSG plus术后的修正手术

目前由于没有任何一种减重手术是完美的，无论是国内外指南中首先推荐的LSG还是LRYGB，都有相对不足之处，因此国内外众多外科学者尝试了各种LSG plus术式，试图融合这两种经典术式的优点，弥补不足。但各种LSG plus依然会面临各种诸如复胖、体重减轻不理想等情况，在试图对这类手术进行修正的同时一定要慎之又慎。因为复胖或体重减轻不理想的因素是多方面的，其中患者因素也非常重要，而LSG plus术后的解剖改变更为复杂，因此除了前面提到的一些相关的评估与检查外，再次手术中精准测量全部小肠的长度尤为重要，以便更加精准地保留或者旷置一定长度的小肠以改变吸收情况，依然强调对这类手术的修正需要做到个体化方案选择。

（五）初次不规范手术的修正手术

减重手术尽管正式实施有接近70年的历史，但其术式一直处于变化当中，早期欧美外科专家尝试过各种空回肠短路（转流）的手术，由于其较高的并发症发生率和远期极低的减重效果，尤其是出现越来越多的严重营养不良、维生素及微量元素的缺乏如韦尼克脑病等，目前已经被主流术式所淘汰，但国内依然有单位在开展，甚至过度宣传其对糖尿病的缓解作用，必然会导致更多的修正手术问题，建议先进行复原手术，伴随的各种代谢性疾病只能继续进行严格的内科治疗和追踪。

总之，修正手术其实术无定式，需要根据全面评估、完善的术前检查、精细的术中操作以及术后严格的个案管理及长期追踪随访，才能尽量达到较为满意的效果，这对减重团队提出了更高的要求，不仅需要术者有丰富的临床经验，更需要团队有力的支撑。

七、小结

任何一个外科手术都必然经历一个漫长的学习路线，才能逐渐完善成熟，目前为止，没有任何一种减重手术方式是完美的，都会面临不同程度的不足，包括但不限于复胖，代谢病复发，减重效果欠佳，各种近期、远期并发症等。因此，作为一个创伤性操作，实施前必须慎重，需要做好充足的术前准备，手术需精细操作，必须遵循基本的外科原则和技术细节要求，实施后需要长期的跟踪指导，密切随访以及改善患者依从性是确保手术安全和效果的必要条件。因此，减重手术后减重与代谢疾病改善效果的保障与维持、减重手术近期和长期的安全性需要医患双方的共同努力。对于外科医生来说，认真学习相关的专科知识、严格遵循各种基本诊疗常规、尽快缩短学习路线显得尤为重要，并且需要有各种支持团队，包括术前多学科团队，术后营养指导和随访团队等。

对于患者来说，接受长期的教育和指导非常重要，良好的依从性是确保长期效果的必要条件，减重手术效果的持久保持从来都不单是外科医生团队的事情，一定是医患双方共同努力的结果，患者必要的生活方式改变至关重要。因此随访就显得尤为重要，密切规范的随访可以及时发现问题，提前干预各种可能出现的并发症，进一步提高疗效及安全性。而国内大多患者抱有做完手术就一了百了的想法，这就需要团队高度重视随访，如何提高随访率也一直是国内各个减重中心的难点和痛点。本中心为提高随访率也采取了以下措施，期望能够进一步改善总体随访率不高的局面：①建立专门的随访群，固定人员负责随访，发挥主管医生和个案管理师的作用，既避免遗漏，也避免重复导致浪费资源；②收集随访结果，形式不限，包括图片、检验结果、体重等，同时以适当方式鼓励或激励患者；③专人录入数据至随访系统中，安排专人核对和质控数据，确保第一年数据完整，尽量完善5年随访的基础数据；④随访数据相对固定，可分基础数据和扩展数据，确保基础数据随访到位，适当地完善扩展数据；⑤定期检查随访结果与质量，每月1次分析总结，每季度进行效果评价，每半年循环整改评价；⑥充分利用现有的随访软件，在系统中推送提醒患者复诊信息的同时也推送提醒信息给主管医生。

我们期待通过上述举措，进一步扎实推进和落实术后随访工作，但尽管如此，随访工作依然任重道远，我们期待更多的同道参与，期待更多的社会普及教育，让更多的医务人员和患者意识到随访的重要性，从而积极主动地参与其中，为进一步提高手术的安全性和维持长期疗效提供必要的支撑和保障。

（赵象文，中山市小榄人民医院）

第十一章　减重代谢手术的ERAS方案

术后加速康复（enhanced recovery after surgery，ERAS）是指以循证医学证据为基础，以减少手术患者的生理及心理的创伤应激反应为目的，通过外科、麻醉、护理、营养等多学科协作，对围手术期处理的临床路径予以优化，从而促进患者功能恢复。这一优化的临床路径贯穿于住院前、手术前、手术中、手术后、出院后的整个治疗过程。ERAS的概念最早由丹麦哥本哈根大学的外科医生Henrik Kehtet教授于1997年提出，目前已广泛应用于外科所有择期手术中。研究表明，ERAS的实施可以显著提高患者围手术期的安全性和满意度、减少医疗支出、缩短术后住院时间、降低术后并发症发生率和再住院率。

ERAS在减重代谢手术中的应用尚处于早期阶段，目前评价ERAS改善减重代谢手术效果的研究相对缺乏。一项基于有限临床研究的Meta分析显示，ERAS可以缩短减重代谢手术患者的住院时间，但在降低并发症方面没有体现出更多优势。多个单中心研究证实，ERAS在减重代谢手术中的优势还包括降低住院费用、早期经口摄食，以及可以缩短麻醉诱导时间、复苏时间、手术时间甚至患者在手术室的总时间。减重代谢手术的ERAS团队应包括外科、麻醉科、耳鼻喉科、心理科、营养科医生和护理人员。目前，减重代谢手术采用的ERAS方案尚待进一步标准化和达成共识。

一、患者选择

选择合适的患者是决定ERAS能否成功的最重要因素。不推荐制订硬性的患者选择方案，因患者BMI高而拒绝其入组ERAS是不可取的，相应的重点应该放在患者合并症上。对以下减重代谢手术患者，不推荐采用ERAS方案：①患者年龄<18岁或>60岁；②患者不积极配合；③患者不遵医嘱或存在精神障碍；④患者社会支持差或无照料者；⑤患者住址距离医院太远；⑥二次手术、手术存在并发症、手术时间长的患者；⑦患者存在中重度睡眠呼吸暂停（低通气）综合征；⑧正在接受抗凝治疗或者存在凝血功能障碍的患者；⑨存在需长时间监护的肥胖合并症（较重的糖尿病、高血压、心脏病等）的患者；⑩有既往手术史，存在严重恶心呕吐症状的患者。

二、术前干预

（一）术前宣传教育

目前尚无证据证实术前宣传教育（简称宣教）对减重代谢手术围手术期结果产生影响。但术前宣教已被证明可减少患者焦虑情绪、增强患者术后依从性、加快术后恢复、缩短住院时间和改善远期预后。术前心理干预也被证明可以缓解患者的疲劳和压力，并改善其术后伤口愈合。

（二）预康复

系统回顾和Meta分析提示，预康复可降低接受心脏和腹部手术患者的术后并发症发生率，缩短住院时间，术前心肺功能锻炼有助于生理功能改善。而术前生理功能的改善则有利于术后生理功能恢复、减少术后并发症、降低住院时间。然而，预康复对接受减重代谢手术的患者的适用性尚缺乏临床研究证实。

（三）戒酒

有害饮酒（世界卫生组织定义每天摄取超过36 g乙醇）是术后并发症的危险因素，可显著增加围手术期出血和伤口感染的风险。此外，乙醇会损害机体的代谢应激反应、心脏和免疫功能。结肠手术的ERAS指南建议在手术前4周停止饮酒。多部指南指出，在过去2年内，有害饮酒被认为是减重手术的禁忌证。一项包括30万名接受外科手术（包括减重手术）患者的回顾性研究表明，术后2周内的乙醇摄入量是肺炎、败血症、伤口感染和住院时间的独立预测因子。由于胃旁路术后患者的酒精成瘾性可能增加，通常建议饮酒患者强制戒酒1~2年。当然，该建议的证据等级仍有待商榷。

（四）戒烟

无论是否存在合并症（如慢性阻塞性气道疾病、肺气肿、外周血管和缺血性心脏病以及脑血管疾病等），吸烟者的围手术期并发症和死亡风险均会显著增加，主要原因是吸烟会减少机体组织氧结合并造成伤口感染、增加肺部并发症和血栓栓塞发生率。临床研究表明，戒烟4周可以促进伤口愈合。但目前尚无专门针对减重代谢手术患者戒烟的研究。

（五）术前减重

关于术前减重对减重代谢手术患者影响的研究较多，但结论并不统一。低卡路里饮食（1 000~1 200 kcal/d）或极低卡路里饮食（800 kcal/d）是许多减重代谢手术中心常用的术前减重方案。该方案被证实可以减少5%~20%的肝脏体积，从而能降低手术操作难度。在不同的系统回顾研究中，术前减重能否缩短手术时间、减少围手术期并发症、增强减重效果的研究结果并不统一。术前减重效果好的患者倾向于获得更佳的长期减重效果，但这也可能与该部分患者术后随访率高有关。结合临床工作经验，笔者认为，术前减重的主要目的是改善患者的心肺功能，改善全身炎症、水肿状态。因此，对于BMI<50 kg/m^2、无严重并发症[心肺功能衰竭、重度睡眠呼吸暂停（低通气）综合征等]的肥胖症患者，术前减重并非必需的步骤。而对于超级肥胖患者，尤其是合并严重并发症的患者，术前减重有助于改善患者的心肺功能，从而降低围手术期心肺并发症。术前减重的方案应该包括高蛋白高纤维素低热量饮食、多饮水、予以利尿治疗等。对于使用降糖药物的T2DM患者，术前减重过程中应注意调整用药方案以避免低血糖发生。

（六）糖皮质激素

糖皮质激素具有抗炎作用，可以减少术后应激反应，减少术后恶心、呕吐症状。Meta分析表明，糖皮质激素可降低手术并发症发生率、缩短术后住院时间。对2 000例接受腹腔镜胃旁路术患者的回顾性分析显示，糖皮质激素是患者术后24小时内出院的预测因子。在麻醉诱导前90分钟给予最小剂量地塞米松（2.5~5 mg）能有效减少术后恶心、呕吐的发生。

（七）术前禁食

研究显示，午夜禁食会增加胰岛素抵抗和患者不适症状，并潜在地减少血容量，特别是接受机械肠道准备的患者。手术前1晚口服800 mL和麻醉诱导前2~3小时口服400 mL相对高浓度（12.5%）的复合糖类（麦芽糊精），可改善夜间禁食和手术引起的分解代谢状态。影像学研究证实了麻醉诱导前2小时摄入清流质饮食的安全性。肥胖和体重正常者在半固体或流质饮食后，残余胃液体积、pH或胃排空率没有差异。病态肥胖患者麻醉诱导前2小时饮用300 mL液体与午夜禁食的随机对照研究显示，残余胃液体积和pH值没有差异。术前摄入糖类也并不会增加腹腔镜胃旁路术（laparoscopic Roux-en-Y gastric bypass，LRYGB）患者误吸这一相关并发症的发生率。目前麻醉学会建议健康和肥胖患者在麻醉诱导前2小时可摄取澄清液体（400 mL），6小时前可摄取固体食物。

三、麻醉和术中

（一）术后恶心呕吐的预防

目前估计术后恶心呕吐（postoperative nausea and vomiting，PONV）的总发病率为20%~30%，高危患者的发病率高达70%。应用最广泛的PONV简化评分系统包括四个危险因素：女性、有晕动病史或PONV史、非吸烟者和术后使用阿片类药物。此外，挥发性麻醉药也会增加PONV的发生风险。最新的PONV管理指南建议采用多模式方法，推荐策略包括异丙酚用于麻醉诱导和维持、避免使用挥发性麻醉药、术中和术后使用最小剂量阿片类药物、避免补液超负荷。除了这种基线风险降低之外，应根据患者存在的风险因素使用止吐药。推荐用于预防PONV的止吐药有5-羟色胺受体拮抗药、皮质类固醇、丁酰苯、神经激肽-1受体拮抗药、抗组胺药和抗胆碱能药。减重代谢手术EARS方案中应包括积极的PONV预防策略。所有存在1~2个危险因素的患者都应该接受两种止吐药的联合预防，具有3~4种危险因素的患者应接受2~3种止吐药，并鼓励使用异丙酚全静脉麻醉（total intravenous anesthesia，TIVA）及保留阿片类药物。

（二）麻醉维持

在减重代谢手术患者中，多种挥发性麻醉药物的比较结果不一致。但一致认为，使用短效、吸收率低的麻醉药物在患者麻醉苏醒和功能恢复上具有更大优势。目前尚未有在减重代谢手术患者中对静脉麻醉或者吸入麻醉的比较研究。但是，与丙泊酚靶向控制给药相比，使用吸入性麻醉剂者发生PONV概率增加，这种效应在PONV高风险的患者中尤为突出。由于证据不足，目前难以推荐针对减重手术的麻醉药方案。

（三）麻醉深度监测

一般情况下，麻醉医生主要依靠生命体征监测麻醉深度和用药，主要指标包括镇痛、意识、呼吸、循环、骨骼肌张力、眼动反射等。脑电双频指数（bispectral index，BIS）是目前麻醉深度监测的理想方法，可以有效减少患者术中知晓情况的发生，并维持最低有效麻醉药物剂量，从而减少并发症。BIS在40~65表示为适当的麻醉状态。目前较少有减重代谢手术中BIS监测数据与其他麻醉深度监测方法的比较。

（四）气道管理

肥胖患者存在潜在的呼吸生理异常，容易出现血氧饱和度迅速降低，特别是在全麻诱导阶段。肥胖患者中面罩通气困难高达15%。气管内插管仍然是肥胖患者的首选。气管插管的尺寸可能会影响微量误吸和术后并发症。目前尚缺乏肥胖患者直接喉镜和间接喉镜气管插管的对比结果。然而，在BMI较高的人群中采用特定的直接喉镜可以降低气管插管难度。

（五）神经肌肉阻滞与监测

神经肌肉阻断药麻痹骨骼肌，为手术提供最佳的条件。在腹腔镜手术中，高压气腹可以改善手术视野、降低腹腔镜手术难度，但可能对心血管产生有害作用。研究表明，深度神经肌肉阻断（neuromuscular blockade，NMB）可在不增加气压的情况下改善腹腔镜手术条件。但是，在没有舒更葡糖钠（sugammadex）的情况下，NMB有增加残余阻滞发生的风险，导致呼吸功能不全、缺氧、误吸等。针对减重手术的NMB研究较少，但是肥胖人群与残余阻滞的相关性更大，建议避免使用长效NMB，同时术中进行神经肌肉功能监测。建议使用四联刺激（train of four，TOF），TOF≥0.9表明肌肉功能得到充分恢复。一项系统回顾研究进行了神经肌肉功能恢复与乙酰胆碱酯酶抑制药或选择性环糊精结合剂（舒更葡糖钠）的对比，其结论为以上方式的不良反应相当。有关证据支持对减重手术患者联合使用两种药物，可在短时间内使神经肌肉完全恢复。

（六）通气策略

研究证实，术中间歇正压通气方案有利于改善减重代谢手术患者的生理指标，但这种益处与术后肺部并发症的关系尚缺乏证实。一项针对减重代谢手术患者术中通气方案的Meta分析提示，并未发现通气容量控制和压力控制模式之间的差异。有研究表明，肥胖患者在面罩通气的过程中加用10 cmH_2O的PEEP（呼气末正压）可延长患者对无通气的耐受时间，同时可以有效提高肥胖患者的术中动脉血氧分压。另外，由于患者手术体位会影响围手术期肺通气功能，因而建议采用“沙滩椅体位”或“腿部屈曲位”。

（七）鼻胃管

一项对1 067例胃旁路术患者的回顾性队列研究表明，是否留置术后鼻胃管对患者术后并发症发生率并无影响。而对胃肠手术的临床研究显示，术后常规使用鼻胃管会增加肺部相关并发症，明显延长患者早期经口摄食时间。由于术后鼻胃管插管尚未被证实可防止瘘等并发症发生，反而会增加肺部感染的风险，因此建议不放置鼻胃管。

（八）腹腔引流

对胃旁路术术后腹腔引流作用的系统评价显示，引流管提示瘘的敏感性为0~94%。目前尚无随机对照试验评估代谢手术后预防性放置腹腔引流管的作用和疗效。一项回顾性研究显示，胃旁路术术后是否放置腹腔引流管，对患者术后瘘和再次手术并无影响。但对于代谢手术是否必要常规放置腹腔引流管，目前尚缺乏相关证据，需要根据手术种类及患者情况而定。

四、术后干预

（一）术后镇痛

术后镇痛的目标不仅是减轻疼痛，还包括促进早期经口进食、下床活动等。应尽可能使用多模式疼痛管理策略来减少麻醉药品的使用。阿片类药物不良反应存在剂量依赖性，并可延缓患者恢复时间。合并阻塞型睡眠呼吸暂停（obstructive sleep apnea，OSA）患者，建议避免使用阿片类药物镇痛。多模式镇痛方案主要通过使用非甾体抗炎药、COX-2抑制药和对乙酰氨基酚（口服或静脉注射）来镇痛。笔者团队在代谢手术中应用超声引导下罗哌卡因腹横肌平面（transversus abdominis plane，TAP）阻滞技术，该技术可有效发挥镇痛作用。

（二）术后氧合

建议术后吸氧24小时，采用头高位、半坐位等体位改善通气。当术后出现通气不足迹象时，如动脉血氧饱和度降低、呼吸急促、不明原因的心动过速、高碳酸血症，都应该立刻使用无创呼吸机辅助正压通气。对于合并中度至重度OSA患者，术后应考虑给予持续正压通气（continuous positive airway pressure，CPAP）或双水平气道正压通气（biphasic positive airway pressure，BiPAP）支持。一项Meta分析表明，高流量氧疗可能增加病态肥胖患者术后呼吸暂停或呼吸不足的风险。建议优先选择无创通气治疗，而非单独的氧疗。

（三）血栓预防

血栓栓塞并发症是减重手术的主要并发症之一，占致死病因的50%。减重手术患者大多存在中度及以上的血栓栓塞风险。除肥胖本身外，血栓风险因素包括高龄、吸烟、静脉曲张、OSA、心功能或肺功能受损、口服雌激素避孕药史。研究表明，早期下床活动、气压泵治疗、弹力袜等机械预防血栓方法可有效降低深静脉血栓（deep vein thrombosis，DVT）发生率。低分子肝素可以有效预防血栓，建议在术后8~12小时首次注射。关于每天2次注射低分子肝素预防血栓，尚缺乏数据支持。此外，一些研究表明血栓发生的风险被延长，应适当延长血栓预防时间。

（四）术后营养

在代谢手术前应对所有患者进行营养评估，评估内容包括微量元素、维生素水平。在术前和术后住院期间为患者和其亲属提供营养及膳食指导，并在随访时加强宣教。一般术后数小时即可进食清流质食物。患者应执行高蛋白、高纤维素、低脂低糖的均衡饮食计划，少食多餐，嚼细食物，保证液体、纤维摄入量。蛋白质摄入量保证每天60~120 g。避免食用甜食，减少热量摄入。注意补充微量元素，定期监测微量和宏观营养素水平，特别需要预防铁、维生素B1、维生素B12、钙和叶酸的缺乏。

五、减重代谢手术ERAS方案要点

（一）术前

术前咨询；预康复；戒烟、戒酒4周；术前减重（超级肥胖患者、合并心肺并发症、重度OSA患者）。

（二）麻醉及术中

小剂量糖皮质激素静脉推注，麻醉诱导前90分钟；麻醉前2小时可摄取澄清液体（400 mL），6小时前可摄取固体食物；术中限制液体摄入量；积极预防术后恶心、呕吐症状；采用气管插管，重视困难气道；采用肺保护性通气方案，术中可加用PEEP；术中采用“沙滩椅体位”或“腿部屈曲位”；术中采用深肌松，确保术后神经肌肉功能完全恢复；推荐使用基础生命支持（basic life support，BLS）进行麻醉深度监测；不推荐常规放置鼻胃管；不推荐常规放置腹腔引流管。

（三）术后

采用多模式术后镇痛方案；术后吸氧改善氧合，给予中重度OSA患者无创通气治疗；采用机械法和（或）低分子肝素预防术后血栓形成；术后限制糖脂摄入，常规补充高蛋白、维生素、微量元素，定期监测。

（刘少壮，山东大学齐鲁医院）

第十二章　减重代谢手术相关并发症

病态肥胖患者的手术具有挑战性，其腹腔手术操作难度较普通体重患者高，静脉通路建立、气道管理、生命体征监测较普通患者困难。随着减重代谢手术的逐步开展与经验累积，仪器、手术技术、诊断、治疗、护理等方面都有了较大的提高，手术相关风险得到改善。同时《中国肥胖和2型糖尿病外科治疗指南》强烈推荐腹腔镜微创手术方式，腹壁并发症如切口感染、切口疝等明显降低，病死率和住院时间也有所降低。并且研究表明，手术相关并发症发生率及病死率均随手术量的增加而下降，Nguyen等人发现，患者在大医院（手术>100例/年）的住院时间、并发症发生率、费用均较小医院（手术<50例/年）要低。

一、出血

减重代谢术后出血可分为腹腔内出血和消化道内出血。术后24小时内出血称为早期出血，术后24小时后为迟发出血。早期胃旁路术（RYGB）后出血率为0.94%~3.9%，袖状胃切除术（SG）后出血率为1.2%~5.6%，十二指肠转位术出血率更高，为5%~10%，胃束带术出血率低达0.005%。术后出血增加住院时间和病死率。多种因素可增加出血风险，包括肝硬化、肝脾肿大、2型糖尿病、未诊断的凝血功能障碍和获得性出血障碍、既往腹部手术史、年龄>60岁、严重肥胖（BMI>50 kg/m^2）、有LRYGB手术史、抗凝药的使用等。减重手术前后常用低分子肝素（low molecular weight heparin，LMWH）降低深静脉血栓（VTE）发生率，但是与其他预防深静脉血栓形成的措施相比，也会造成出血风险。在防止深静脉血栓形成（VTE）方面，剂量调整型肝素比固定剂量肝素更有效，出血率更低。

（一）临床表现

出血的临床表现因出血的位置而不同。对于RYGB手术患者而言，出血常见位置是胃空肠吻合口、残胃或术中其他脏器出血。术后内出血多表现为消化道内出血症状（呕血、黑便、便血）。早期出血多提示吻合口的残胃侧出血，迟发出血多是胃空肠吻合口处的溃疡出血。胃旁路术后肠梗阻的发生可能由血凝块造成，特别是空肠-空肠吻合口的梗阻。梗阻后肠腔内压力增加，造成胃空肠吻合口破裂，导致胃组织坏死、胰腺炎、胆囊炎、脓毒症及多器官衰竭。残胃出血可能在术后较长一段时间才发生。显然，即使腹腔内有引流管，内出血也不会引起引流量增加。慢性出血可能引起一些细微的临床改变，如缺铁性贫血等。

腹腔内出血发生率较肠道内出血高，约占73%，出血多发生在术后24小时。如果出血导致血流动力学不稳定，则需要行手术处理。出血也可引起低血容量性休克，表现为心率100~120次/分（甚至更快）、低血压、少尿、血细胞比容/血红蛋白下降等。肠系膜血管及医源性内脏或其他腹部组织损伤，如脾脏、镰状韧带、肝脏，穿刺器损伤腹壁下血管也是出血的常见原因。肠管外出血在迟发出血（部分患者于术后几个月发生出血）中较少见。有些临床表现难以解释，如体重下降，呕吐，腹痛，恶心等。腔镜手术进入腹腔过程中可能损伤主动脉，需特别注意。腹腔内损伤可能在置入第一个穿刺器时发生。在RYGB手术中，镜头置入后，主动脉损伤的整体风险是0.043%~0.091%。由于所有的技术都有两面性，术者进入腹腔的经验对防止主动脉损伤尤为重要。腹腔内出血和肠腔内出血的其他临床表现有低血压、肠鸣音降低、发热、腹部不适和腹部血肿等。

（二）诊断

由于术后胃肠道解剖发生改变，因此诊断出血有一定困难，没有标准的诊断和处理策略，临床表现和出血时间为诊断和处理提供依据。有些出血部位可以根据临床表现而定，不用借助于内镜和影像学检查。例如，胃旁路术后呕血强烈提示近端出血，如残胃或胃-空肠吻合口出血；黑便多提示残胃或空肠-空肠吻合口出血。怀疑出血时应进行仔细的体格检查，密切监测血细胞比容、血红蛋白，并监测生命体征，包括心率、血压、尿量、呼吸频率、脉搏、血氧饱和度等。在失血量达到25%~40%的血容量前，收缩压可能不会显著降低，所以其他不稳定的迹象也必须加以考虑。多次进行临床评估，并密切观察临床症状：疼痛程度、气短、嗜睡以及其他客观指标，如心动过速、精神状态变化、尿量减少、呼吸次数增加/减少、腹肌紧张度、腹膜刺激征、引流液量和性状、穿刺部位出血或瘀血、呕血、肠道梗阻症状（血凝块导致）、黄疸（溶血导致）等。

（三）预防

术前常规确定血型，为每个即将手术的患者交叉配血。根据病史、实验室结果做好术前评估。调查患者及家族出血史。如果有高危出血因素，应请血液科会诊，行更完善的检查。做好物理和化学预防，确保钉合口边缘止血。考虑使用牛心包、合成聚酯或糖基化合物/三亚甲基或锁边技术加固袖状胃切除术的缝合线，以减少出血率。对于给定的组织，使用合适高度的钉子是预防出血的重要措施。胃用相对长的钉子，小肠用小钉。RYGB术后放置引流管是否可以获益尚不明确。引流液正常的患者不能排除腹腔内出血可能。

（四）处理

针对血流动力学稳定的出血患者应立即行液体复苏（晶体液或者浓缩红细胞）和密切观察，如有必要可转至重症监护室。2015年美国麻醉协会围手术期出血管理指南规定：血红蛋白浓度为6~10 g/dL时是否需要输血取决于潜在的持续出血（速度和量），血容量，器官缺血症状及心肺储备是否充足，在可能的情况下，应逐个单位地给予红细胞输注，并不断进行重新评估。如果以前使用过抗凝血药，就应该使用相反的凝血药，紧急逆转华法林需要凝血酶原复合物浓缩物（prothrombin complex concentrate，PCC），而维生素K可以用于非紧急的逆转。

大量出血的治疗：对怀疑药物引起的血小板功能障碍患者，首先应获得血小板计数和检测血小板功能，如果已知或怀疑患者有血小板功能障碍，或为减重手术、产科手术后患者，即使有足够的血小板计数或者明确血小板计数情况时，也需输注血小板。当血小板计数>100×10^9/L时无须输注血小板，当血小板计数<50×10^9/L时常需要输注血小板。输注新鲜冷冻血浆（fresh frozen plasma，FFP）前应做凝血功能监测，如果凝血功能正常，则无需输注。冷沉淀输注前需评估纤维蛋白原水平，当纤维蛋白原活动提示纤维蛋白溶解，纤维蛋白原浓度低于80~100 mg/dL时，需要评估纤维蛋白水平。如果患者有先天性纤维蛋白原不足，则需请血液内科会诊，必要时使用去纤溶酶素和局部止血药，如纤维蛋白胶或凝血酶凝胶。若怀疑纤维蛋白溶解，可以考虑使用抗纤维蛋白溶解药，在大出血中使用PCC和国际标准化比值（international normalized ratio，INR）增高的患者，当一般治疗用尽时可考虑使用重组激活因子Ⅶ。以下公式可用血细胞比容下降估计失血量：估计失血量=体重×平均血容量。

如果患者血流动力学稳定，应当使用内镜检查胃空肠吻合口。通过内镜治疗钳夹止血或注射肾上腺素可以成功处理胃–空肠吻合口和空肠–空肠吻合口出血。这种方法可用于血流动力学稳定的早期和晚期出血的患者。内镜胃十二指肠镜检查（endoscopic gastroduo denoscopy，EGD）在基础麻醉、气管插管情况下应及早应用于早期出血。内镜可用于控制急性胃肠吻合口出血，也可用于处理空肠–空肠吻合口出血。胃旁路术患者的胃肠道出血点通过内镜看不到，应考虑残胃和十二指肠出血可能。由于RYGB术后内镜不能达到残胃，因此必须找到一种有效的处理方法。方法包括经胃内镜检查（在残胃中置入戳卡作为内镜进入残胃的通道）、经皮内镜胃造口术及逆行双气囊内镜。一种更复杂的进入残胃的方法是，使用双气囊内镜进行逆行内镜检查。这种检查在技术上有一定难度并且需要对内镜人员进行特殊培训。

血流动力学不稳定的出血患者，临床表现包括：不稳定的生命体征，如低血压，持续的严重心动过速，以及血细胞比容下降10%，若输血后血细胞比容持续下降，则需要积极手术。手术后6小时内呕血或出现鲜红色血便，伴血细胞比容下降，则很可能需要二次手术。二次手术的目的是明确出血点，去除因积血和血凝块导致的肠腔压力控制出血，必须立即输注液体和血液制品来复苏。用腹腔镜处理胃肠道出血是比较合适的，可以避免形成新的吻合口。外科处理包括内镜检查和剖腹手术，如果患者有严重的低血压，内镜检查是相对禁忌证。

二、吻合口漏

吻合口漏是减重代谢手术后常见的严重并发症，被认为是术后病死率最主要的独立危险因素之一。腹腔镜胃旁路术后吻合口漏发生率为1%~5%，其好发部位为胃空肠吻合口、胃囊钉合线、残胃钉合线、Roux吻合口的钉合线、空肠–空肠吻合口，其中胃空肠吻合口漏最常见。漏的发生与多种因素有关，包括手术操作过程、患者自身因素等，有研究发现男性、高龄、体重增加以及手术操作过程是RYGB术后并发症主要预测因子。吻合口漏导致病死率显著增加，因此早期诊断可显著降低发病率及病死率。

LSG术后漏发生率通常为1.1%~5.3%，漏导致的病死率为0.11%，绝大多数漏发生在胃食管交界处附近。Rosenthal等人将LSG术后漏分为4类：急性漏（术后7天以内发生）、早期漏（术后1~5周内发生）、后期漏（术后6周以后发生）、慢性漏（术后12周以后发生）。未及时发现的漏可能导致脓肿形成和脓毒症发生，LSG术后漏常见于后期，大多数发生于患者出院后，因此，LSG术后及时随访至关重要，但临床中对于术后立即行消化道造影检查的价值一直存在争议。导致LSG术后漏发生是多因素的，包括患者自身因素，以及手术过程中由于操作技术原因引起的缺血或热损伤导致的氧合不足。在一项研究中发现较高的体质指数（BMI）、男性、存在呼吸睡眠综合征、转为剖腹手术、手术时间延长、术中并发症，这些因素增加了术后漏的发生率，同RYGB一样，超级肥胖患者（BMI>50 kg/m^2）术后更易发生漏。在手术技术方面，校准胃管尺寸、钉合开始处与幽门间的距离、切割钉合器高度、用于加固钉合线的材料都可影响漏的发生。

（一）临床表现

RYGB术后吻合口漏表现为腹膜炎或脓毒症，临床症状包括发热、心动过速、恶心、腹痛、呼吸急促、精神状态改变，LSG术后漏可出现多种临床表现，从稳定的轻度腹痛到全身炎症反应综合征，再到脓毒症和多器官衰竭。一般症状和体征表现为发热、寒战、恶心、呕吐、腹痛、心动过速、呼吸急促。

（二）诊断

实验室数据可显示白细胞计数增加。上消化道造影检查漏口的敏感度为22%~75%，多种因素包括影像学成像质量、放射科医生临床经验、过早的检查时间、胃空肠吻合术后水肿等均可影响检查的敏感性。CT对胃肠漏的检出具有较高的特异性和较低的假阴性率，因此，即使上消化道造影检查结果为阴性，临床医生也应保持较高的怀疑，必要时做CT检查。CT检查不仅有助于诊断，当有脓肿形成时还可在CT引导下经皮穿刺引流治疗。值得强调的是持续的心动过速不应该因为患者无发热、腹部查体阴性、白细胞计数正常、上消化道影像学检查阴性而排除吻合口漏的可能，应避免检查结果假阴性而延误治疗。相反，持续的心动过速已被证明是诊断吻合口漏的可靠指标，如果患者出现原因不明的持续性心动过速，每分钟超过120次，即使没有检查结果表明漏的征象，仍需高度怀疑吻合口漏。除心动过速外，患者对氧气的需求量增加是另一个吻合口漏的征象。胸部X线片可显示左侧胸腔积液，上消化道造影及CT检查有助于确诊。

（三）诊断

RYGB术后吻合口漏的治疗取决于几个因素，包括漏的位置、漏发生时间及病情严重程度。对于血流动力学不稳定患者的治疗以手术为主，在使用广谱抗生素的同时进行腹腔镜或剖腹探查，手术的主要原则为缝合缺损、清创、置入残胃造口管。对于血流动力学稳定的患者可采用内镜和经皮穿刺引流治疗，非手术治疗的原则为充分引流，使用广谱抗生素，肠外营养支持。漏的处理需要达到3个目标：首先，要进行广泛和充分的引流，清洁腹腔污染，避免进一步导致更严重并发症；其次，修正潜在的缺口，包括缝合穿孔后适当清理边缘组织，当炎症比较明显，组织致密时这种做法可能难以实施，因此，在某些情况下，这是不可行的，而广泛引流可能是主要的治疗方法；最后，应通过置入胃造口管对残胃进行减压，避免胃扩张和肠梗阻污染。此外，内镜下注射纤维蛋白封闭胶、OTSC吻合夹也可用于治疗吻合口漏。

RYGB术后慢性漏的处理对于外科医生是个棘手的问题。慢性漏是指漏口持续存在或者在最佳手术和医疗干预后30天以上出现的漏。目前对于慢性漏的治疗尚未有专门的指南，大多数治疗策略集中在控制漏口，减少腹膜炎污染，予以营养支持。对于慢性漏有人主张放置支架治疗，支架可以大大降低或防止腹膜炎进一步污染，促进伤口愈合。然而，支架治疗仍然面临着问题，即容易发生移位。在Eubanks等人的研究中，19例术后发生漏、漏管和狭窄患者置入支架后支架移位的发生率达到了58%。

LSG术后发生漏的患者根据漏发生的时间和病情严重程度选择手术或者非手术治疗。一般情况下，有系统性疾病、全身炎症反应综合征（systemic inflammatory response syndrome，SIRS）或腹膜炎患者，以及长期或顽固性漏内镜治疗无效患者应再次手术，手术过程需要进行腹腔灌洗，网膜修复，腹腔引流。无系统疾病的稳定患者可选择非手术治疗，包括内镜干预、超声引导下经皮穿刺引流、使用抗生素、肠外营养。内镜治疗包括内镜下夹闭漏口或放置支架。Moon等人推荐晚期漏且漏口较小（<1 cm）时采用内镜夹闭或注射纤维蛋白胶封闭治疗，此方法无效或漏口较大时则采用内镜支架治疗，一般内镜下夹闭漏口的成功率可达81%。

LSG术后漏处理不当可导致严重病死率。但是，大多数漏都可通过内镜下放置支架治疗解决，对于内镜下难以治愈的慢性持续性漏患者，偶尔需要转为RYGB手术治疗。

三、血栓

静脉血栓栓塞（venous thrombus embolism，VTE），包括深静脉血栓（deep vein thrombosis，DVT）和肺栓塞（pulmonary embolism，PE），是减重手术的一种罕见并发症且是患者术后死亡的主要原因之一。病态肥胖患者更容易发生深静脉血栓，当出现肺栓塞时，病态肥胖患者的心肺储备下降更加严重，出现恶性循环。减重手术后肺栓塞综合征发生率通常为1%~2%。据报道，该人群肺栓塞病死率为20%~30%。一项小型尸体研究报告强调了肺栓塞在RYGB术后总病死率的重要性，该研究报告称，在10例RYGB死亡病例中，有3例死于肺栓塞，而该组患者中80%的人有肺栓塞的镜检证据。对肥胖治疗结果纵向数据库（BOLD）中近74 000名患者的数据进行分析，结果显示，90天VTE发生率为0.42%，LSG术后发生率为0.34%，开放手术为1.5%。减重手术纵向评估（LABS）研究显示，30天VTE发生率为0.4%。通过分析27 818名患者中93例（0.33%）的静脉血栓栓塞事件，密歇根外科协作组（MBSC）报告DVT发生率为0.21%，PE为0.18%，DVT和PE为0.06%。在这个数据组中有8例VTE相关死亡，病死率为8.6%，占登记处所有死亡人数的三分之一。比较不同的减重手术，VTE发生率如下：2 945例RYGB患者VTE发生率为1.1%，709例VSG患者VTE发生率为2.9%，467例LAGB患者VTE发生率为0.2%，171例修正手术患者VTE发生率为6.4%。

上述研究的单因素和多因素分析显示：年龄、BMI、开放和修正手术是VTE的预测指标。在MBSC研究中，静脉血栓栓塞并发症的重要危险因素包括：既往VTE史（OR 4.15，CI：4.15~2.42）、男性（OR 2.08，CI：2.08~1.36）、手术时间超过3小时（OR 1.86，CI：1.86~1.07）、BMI[每10 kg/m^2（OR 1.37，CI：1.37~1.06）]、年龄[每10年（OR 1.25，CI：1.25~1.03）]，最重要的危险因素是术式，十二指肠转流术VTE风险最高。在BOLD研究中，老年患者VTE风险更大（HR 1.04），除此之外，其他重要的危险因素包括：高BMI指数（HR 1.05），黑色人种与白色人种（HR 1.65），肺动脉高压（HR 1.8），下肢水肿（HR 2.23），男性（HR 2.32），既往VTE史（HR 4.96）和下腔静脉过滤器史（HR 7.66）。胃旁路术患者的VTE风险高于可调胃束带术患者（0.55% *vs* 0.16%）。此外，开放性手术与腹腔镜手术相比，VTE更常见（1.54% *vs* 0.34%）。针对美国住院患者样本数据库的304 000余名减重手术患者的多元回归分析显示，VTE总体发生率为0.17%，腹腔镜手术与开放手术相比VTE发生率较低（0.13%~0.45%）。酗酒（OR 8.7）、开放手术（OR 2.5）、肾衰竭（OR 2.3）、充血性心力衰竭（OR 2.0）、男性（OR 1.5）和慢性肺病（OR 1.4）与VTE的高发生率相关。

（一）DVT诊断

怀疑患者有下肢深静脉血栓时，要意识到只有少数患者真正患有这种疾病并且需要抗凝治疗。这说明使用验证算法来评估疑似DVT患者以及通过客观测试来确定诊断的重要性。考虑到下肢DVT未治疗的潜在风险（如致命的肺栓塞）和没有DVT患者抗凝血的潜在风险（如危及生命的出血），准确的诊断是至关重要的。DVT的典型表现为肢体肿胀、疼痛和红斑。出现症状的部位和血栓形成的部位不一定有相关性。仅在小腿出现症状往往是近端静脉受累的明显表现，而部分有全腿症状的患者发现小腿静脉DVT是孤立的。

静脉血栓形成患者的初步实验室评估应包括完整的血液检查和血小板计数、凝血功能（如凝血酶原时间、激活的部分凝血活蛋白时间）、肾功能和肝功能测试及尿液分析。在最初的测试中观察到的任何异常都应积极调查。测量交联纤维蛋白降解产物D-二聚体在DVT和肺动脉栓塞（pulmonary embolism，PE）诊断中的应用已被广泛研究。几乎所有静脉血栓栓塞患者的D-二聚体检测水平均>500 ng/mL的纤维蛋白原当量单位。仅仅发现D-二聚体浓度升高不足以诊断静脉血栓栓塞，因为D-二聚体浓度升高并不是VTE特有的，通常在住院患者和手术患者中也存在D-二聚体浓度升高。一般来说，这是一种敏感的测试，但缺乏特异性，因此只有在阴性时才有用（界值<500 ng/mL）。诊断试验包括静脉造影、阻抗体积描记法、加压超声成像、磁共振静脉造影术、计算机断层扫描CT等。

（二）DVT预防

尽管在预防和治疗静脉血栓栓塞方面取得了显著的进展，肺栓塞仍然是导致患者死亡的最常见的可预防病因，肺栓塞每年在美国造成许多病患死亡。因此，继续努力寻找预防和管理静脉血栓栓塞最安全、最有效的方法是至关重要的。据美国国立卫生研究院（National Institutes of Health，NIH）报告，预防静脉血栓栓塞是确保住院患者安全的首要策略。目前对大多数高危患者采取了有效并安全的预防措施，并发表了许多以证据为基础的预防静脉血栓栓塞的指南。大多数减重手术患者被认为是静脉血栓栓塞的高危人群，因为他们具有导致静脉血栓栓塞发生的风险因素，如肥胖、阻塞型睡眠呼吸暂停低通气综合征以及全身麻醉。

针对VTE的预防包括3个选择：机械预防[持续加压装置（sequential compression devices，SCDs）]；化学预防，如未分离肝素（unfractionated heparin，UFH）和低分子肝素（low molecular weight heparin，LMWH）；下腔静脉过滤器。

1. 机械预防

机械预防主要包括持续加压装置和活动。先前的研究已经评估了机械预防与化学预防分开使用的好处，可消除与低分子肝素或未分离肝素相关的出血并发症的风险。一项回顾性研究分析了957例连续发生静脉血栓栓塞的患者，用来评价机械预防静脉血栓栓塞的能力。参与本研究的患者在接受腹腔镜胃旁路手术（LRYGB）时，手术前仅接受小腿长度的SCDs，术后频繁活动。术后30天DVT和PE分别为0.31%和0.10%，出血并发症发生率为0.73%，低于既往低分子肝素（4.8%）出血并发症发生率。

2. 化学预防

迄今为止，最大的一项研究是由密歇根减肥手术合作组织（MBSC）进行的一项化学预防评估的研究，该研究评估了2007—2012年24 775名接受减重手术的患者。研究评估了3种预防策略：术前和术后UFH（UFH/UFH），术前UFH和术后LMWH（UFH/LMWH），以及术前和术后LMWH（LMWH/LMWH）。98%的患者还接受了SCDs的机械预防。LMWH/LMWH（0.25%）和UFH/LMWH（0.29%）组VTE发生率低于UFH/UFH组（0.68%）。作者认为LMWH比UFH能更有效地预防肥胖患者静脉血栓栓塞。这项研究存在局限性。例如，没有充分捕捉并描述与各种治疗方式相关的并发症，如出血事件。MBSC注册表也没有记录任何在程序结束后30天内发生的事件。这可能大大限制了静脉血栓栓塞事件的数量。

3. 下腔静脉过滤器

下腔静脉过滤器（inferior vena cava filter，IVCF）也被推荐用于高危肥胖患者（即BMI>55 kg/m^2、制动、静脉淤血、肺动脉高压、高凝、VTE病史）。目前，关于减重手术患者使用IVCF过滤器的适应证、风险和益处的既有文献数据还不确定。Obeid等和Trigilio-Black等的研究表明，在接受预防性IVCF过滤器治疗的患者中，肺动脉栓塞（PE）和死亡的发生率降低，而其他研究表明，设备相关并发症导致并发症发生率和死亡风险更高。ASMBS最新建议不推荐IVCF作为VTE预防的唯一方法。在Jamal等人的一项研究中，共有4 293名接受减重手术的患者接受了评估，57名患者（1.3%）发现有静脉血栓栓塞。在术后延长2~4周预防性治疗后出院的5 717名患者中也发现有静脉血栓栓塞。然而，值得注意的是，只有一例与静脉血栓栓塞延长预防有关的静脉血栓栓塞死亡记录。该研究中的患者接受了两个预防方案。其中一种方案是患者术中皮下注射5 000单位未分离肝素，使用气动压缩装置，术后早期步行，每天注射2次40单位低分子肝素进行常规抗凝。如果BMI超过50 kg/m^2，患者每天注射2次60单位低分子肝素，术后延长2周低分子肝素疗程。对于高危患者，术前放置IVCF过滤器，在术前和术后分别使用5 000单位未分离的肝素和气动压缩装置。在高危人群中不给予延长的低分子肝素。

由于缺乏最佳策略的共识，减重外科医生在血栓预防方法上存在相当大的差异。大多数减重外科医生选择术后早期频繁活动、使用气动压缩设备、皮下注射未分离肝素或低分子肝素。ASMBS关于静脉血栓栓塞预防的指导方针规定，所有肥胖患者可接受机械预防，并应在术后早期活动。两个减重中心采取不同预防治疗措施，说明VTE方案的广泛差异。其中一个中心，静脉血栓栓塞预防包括术中皮下注射5 000单位的未分离肝素，以及在术中术后应用气动压缩装置。患者每天2次常规接受低分子肝素40单位，当BMI超过50 kg/m^{2}时，剂量增加到60单位，每天2次，术后延长2周。对于淋巴水肿、肺动脉高压、坐轮椅的患者，术后化学药物预防时间也延长。另一个中心，患者术前及术后第一个24小时每天2次给予未经分离的肝素5 000单位，随后每天2次给予低分子肝素40单位，直至出院。因淋巴水肿、肺动脉高压或无法活动而处于DVT高风险的患者在手术前接受IVCF过滤器。在两个中心之间，DVT发生率没有统计学差异。VTE诊断的平均时间为24天。8例患者在住院期间被诊断出静脉血栓栓塞，另外49例患者中有17例虽然在出院后接受2~4周长期的化学药物预防，仍然发生了静脉血栓栓塞。DVT高风险的患者，如高凝性疾病、既往DVT史或体重指数>60 kg/m^{2}的患者，可因术者偏好延长静脉血栓栓塞预防治疗的时间；对于接受减重手术的患者，其延长预防或持续治疗的时间的适应证，目前尚无共识。预防在术前开始进行，至少持续至患者完全恢复活动或DVT风险达到可接受的下限。

（三）其他

门静脉和肠系膜上静脉血栓形成。近年来，袖状胃切除术越来越受到减重手术患者和外科医生的欢迎，是目前最常见的减重手术。1 713例腹腔镜袖状胃切除术中，17例（1%）在手术后发生门静脉血栓形成。17例患者中，女性16例，吸烟史8例，口服避孕药7例，下肢深静脉血栓家族史2例。最终，7名患者的血栓性疾病检测呈阳性。大多数病例在术后15天（8~43天）出现腹痛症状。1例因活动性出血血肿伴大量输卵管静脉血栓形成，需急诊剖腹和脾切除术。11例合并肠系膜上静脉血栓形成，10例合并脾静脉血栓形成。2014年的一项研究显示，67%的减重手术患者在密歇根州接受腹腔镜袖状胃切除术。随着袖状胃切除术的增加，美国密歇根州注册系统数据表明腹腔镜袖状胃切除术后门静脉血栓形成（PVT）的发生率可能会超过DVT的发生率。

在一项回顾性、多中心的研究中，5 706例进行过腹腔镜减重手术的患者中，有17例（0.3%）发生了门静脉血栓。VSG术后16例，LAGB术后1例。女性7例，平均年龄38岁，平均体重指数为44.3 kg/m^2。所有患者均接受机械和药理学VTE预防。所有患者术前均未发现凝血功能异常。值得注意的是，7名女性中有2名服用了避孕药，她们在手术前并没有停止服用。17例患者都接受了正式的血液检查，以评估血栓事件出院后的血液高凝状态。有3例（17.6%）异常，其中2例为凝血因子ⅤLeiden缺乏，另1例为蛋白S、蛋白C、甲四氢叶酸还原酶缺乏。症状中位时间为10.1天，所有患者均出现新发的上腹痛。所有患者均行抗凝治疗，有3例需手术：1例因梗死及脓肿行腹腔镜脾切除术，2例为剖腹手术（其中1例为坏死性小肠切除术）。在该研究中没有死亡病例。

肠系膜静脉血栓形成（mesenteric venous thrombosis，MVT）是腹腔镜袖状胃切除术中少见的并发症。既往静脉血栓栓塞史是MVT的重要预测指标。胃短血管在袖状胃切除术时分离改变血流量，操作小囊时由于直接物理性损伤造成脾静脉内膜损伤，以及从医院出院后机体脱水都可能导致MVT的形成。最常见的症状表现为非特异性腹痛。它可能与恶心、呕吐、腹泻和胃肠道出血有关。体格检查结果所示的病情严重程度可从低热、轻度腹部压痛、腹膜征到肠道缺血引起的暖休克不等。腹部CT增强扫描可以诊断这种情况。如果患者没有出现肠缺血的症状，建议使用肝素进行抗凝治疗，随后可改用口服华法林。肠缺血无坏死或穿孔可通过经皮溶栓治疗。肠坏死和（或）穿孔需要剖腹探查并切除相应的肠道。这就引发了关于在患者群中使用抗血小板药或抗凝药来预防这种并发症的争论。目前还没有一个完美或准确的风险预测模型，在为患者进行减重手术做准备时，考虑多种VTE风险因素是非常重要的。由于MVT的发生率相对较低，应慎重考虑与预防性治疗相关的出血风险的增加。

（四）总结

肺栓塞是接受减重手术高危患者死亡的主要原因。在某些情况下，如创伤环境下，IVCF过滤器已被证明能够有效地减少肺动脉栓塞（PE），在高危肥胖患者中提倡使用IVCF过滤器。在一些机构，IVCF过滤器通常被放置在符合某些标准的肥胖患者身上，这些标准提示他们是VTE的高危人群。标准包括活动度差、DVT病史、静脉疾病史、肺动脉栓塞（PE）史、下肢皮肤青铜色改变、肺损伤、BMI超过60 kg/m^2。然而，值得注意的是，关于低风险和高风险肥胖患者DVT或PE的相对发生率暂时没有数据发表。

VTE在病态肥胖患者中的发病机制是基于Virchow的三位一体理论，包括高凝、止血、血管内皮损伤3个因素。在超过90%的VTE患者中，这些危险因素中至少有一个是值得注意的。肥胖本身也被认为是VTE的一个重要的独立危险因素。肥胖会促进生化变化，例如增加纤溶酶原激活物抑制药-1（PAI-1）的水平。纤溶酶原激活物抑制药-1通过阻断纤溶酶原向纤溶酶的转化而降低纤溶活性，从而造成高凝状态，增加VTE的风险。肥胖人群中瘦素和纤维蛋白原的含量也有所增加。瘦素已被证实能增加体外培养的冠状动脉内皮细胞中PAI-1的表达。高纤维蛋白原血症在肥胖患者中已被发现，由于纤维蛋白原水平升高导致纤维蛋白水平升高和血栓形成，与静脉血栓栓塞风险增加密切相关。除了肥胖症患者的生理变化外，减重手术本身也增加了静脉血栓栓塞的风险。反向特伦德伦伯卧位和腹腔镜术中使用的人工气腹减少了静脉回心血量，进一步增强了血栓前状态。术后疼痛的后遗症和缺乏活动进一步增加了静脉血栓栓塞的风险。然而，需要注意的是，将减重手术作为静脉血栓栓塞事件的基线时，Mukherjee等人发现与其他腹部手术相比，在减重手术中发生静脉血栓栓塞的概率更高。

肥胖患者VTE的预防和治疗面临的最大挑战是缺乏1类证据。困难在于缺乏随机对照研究来评估在减重手术中可用的各种预防措施。虽然没有1类证据能够明确提供关于肥胖患者VTE预防的类型或持续时间的建议，但ASMBS在2013年指南中提供了建议。在减重外科患者中VTE的风险是无所不在的。然而，在我们试图确定最安全、最有效的预防静脉血栓栓塞的方法时，仍然难以达成共识。在进行随机、对照的临床试验之前，外科医生应将ASMBS的建议作为指导方针，为他们认为合适的肥胖患者做出最佳临床决策。

四、梗阻

小肠梗阻（small bowel obstruction，SBO）是减重手术的一个众所周知的并发症，据报道RYGB后肠梗阻发病率为1%~11%。为了在RYGB后正确诊断和治疗SBO，必须清楚了解手术的解剖特点。如果不及时识别和治疗，术后SBO可能会出现很高的病死率。RYGB后早期肠梗阻有许多潜在原因，包括内疝（Peterson疝，结肠、小肠系膜的内疝），空肠–空肠吻合的扭转或管腔狭窄，嵌顿腹壁疝，食物支扭转，以及更为常见的粘连性肠梗阻。其他不常见的原因包括在横结肠系膜和空肠–空肠套叠在胆胰支周围形成瘢痕，这在顺蠕动和逆蠕动吻合中都会发生。有研究通过压力检测仪器记录到一个患者在先后出现了逆蠕动和顺蠕动肠套叠后Roux肢运动能力的变化，这也揭示了该并发症的病因。

腹腔镜胃旁路术（LRYGB）后小肠梗阻的发生率为1%~7%。早期SBO发生在手术后30天内，而晚期SBO在手术30天后出现。腹腔镜手术后早期和晚期小肠梗阻的发生率普遍高于剖腹RYGB，尽管一些报告显示两种术式发生梗阻的概率没有区别。而腹腔镜手术后梗阻的原因大多由于肠粘连，发生内疝的概率升高导致小肠活动性增加。据报道，腹腔镜RYGB后内疝的发生率在结肠前位更低。

（一）临床表现

RYGB术后肠梗阻的症状可能是非特异性的。最常见的表现包括腹痛，伴随着恶心、呕吐、腹胀和吞咽困难。Roux支梗阻通常表现为恶心、腹胀和上腹部疼痛，这些症状会因为呕吐而得到暂时的缓解。胆胰支梗阻导致残胃扩张，并且通常表现为恶心、腹胀、心动过速、呃逆和肩部疼痛，但不伴随呕吐。常见的梗阻通常伴有上述不同症状的组合。由于建造了小胃囊，梗阻的患者很少出现大量呕吐。除了胃瘘外，RYGB后患者的胆汁性呕吐表明在空肠吻合口之后有共同通道的梗阻。RYGB后SBO发病的时间差异可能很大，中位时间为21天至24周。

（二）诊断

实验室检查对于RYGB后疑似肠梗阻的诊断几乎无用，尽管胆胰支梗阻患者淀粉酶可能升高。腹部X线检查对于非肥胖患者的SBO诊断通常十分有效。但是大多数RYGB患者，特别是那些伴有内疝的患者，在平片上并没有典型的表现。口服和静脉造影的CT扫描是胃旁路术患者SBO检查的必要组成部分。而内疝的晚期表现值得特别提及。除非有其他的证据，否则应高度怀疑反复的脐周疼痛为内疝。据报道，与一般人群（80%~90%）相比，CT扫描诊断RYGB后肠梗阻的灵敏度较低（51.1%）。因此，尽管影像学呈阴性，但在RYGB患者怀疑术后肠梗阻的情况下，诊断性腹腔镜探查被认为是必要的。

（三）处理

由于RYGB后SBO的高发病率和病死率，建议在大多数情况下进行早期手术。与其他类型的腹部手术引起的肠梗阻不同，胃管对于近端肠的减压作用有限，并且对于旁路胃的扩张作用欠佳。延误了RYGB患者术后肠梗阻的治疗可导致肠坏死。在这种情况下，广泛肠切除显示了对该人群快速诊断以及治疗的重要性。研究表明，放宽了肠梗阻患者手术探查的指征后，肠切除率随之下降至较低水平。RYGB术后大部分SBO可通过腹腔镜手术治疗；然而，这种方法的安全性和可行性通常基于肠管扩张程度（即操作空间）和肠梗阻部位（即病因）。

如果腹腔镜评估肠管活性出现困难时，转为剖腹是必要的，例如出现远端梗阻并伴有严重的肠管扩张时。术中需要仔细排列肠管，切除受累肠管，应使用不可吸收缝合线闭合结肠系膜孔、Peterson孔和小肠系膜孔。较大戳孔（至少12 mm和15 mm）的筋膜用缝线封闭。应该修复现有的脐疝或切口疝，因为术后早期肠管嵌顿的发生率明显增加，或者可能是由于肠管扩张或组织水肿引起的腹内压增加。对于需要使用补片的巨大疝，或充满嵌顿大网膜或腹膜前脂肪的疝，偶尔也会有例外。位于空肠–空肠吻合口的梗阻经常需要进行吻合口的修正。当仅在吻合口近端发生梗阻时，可在吻合口与空肠吻合术远端肠段之间建立吻合口。与大多数成人肠套叠病例一样，通常需要切除受累肠管。

减重相关的内科以及外科医师应熟悉RYGB解剖特点及肠梗阻的潜在原因和治疗方法。由经验丰富的外科医生运用精准的腹腔镜技术，腹腔镜探查可以安全有效地处理SBO。

五、狭窄

胃空肠吻合口狭窄，除小胃囊外，一个窄的吻合口径被认为是维持RYGB和VBG后体重持续减轻的关键因素。尽管最近的报道已经对这一结论表达了质疑，但大多数研究者认为内径不超过1.5 cm的胃空肠吻合口可以提供最佳减重效果。狭窄的吻合口径使得患者必须细嚼慢咽，否则食物不能顺利通过吻合口。然而，如果吻合口因炎症、溃疡、肿胀、缺血和瘢痕等原因而变窄，食物将无法通过，导致频繁的呕吐，这被称为吻合口狭窄。RYGB术后吻合口（胃空肠吻合）狭窄发生率为1%~15%，通常发生在术后2年内。然而，似乎大多数吻合口狭窄发生在手术后的第4~8周内。随着经验积累和吻合技术的标准化，其吻合口发病率已大幅下降至低于5%。吻合口狭窄的病因可能是多方面的，包括局部缺血，胃酸分泌过多（即大胃囊），慢性溃疡（NSAIDs或吸烟引起），亚临床吻合口漏，缝合材料和手术技巧。空肠–空肠吻合口（jejunojejunostomy，JJ）狭窄是术后早期SBO的主要原因之一，发生率为0.4%~1.2%，平均间隔为10~15天。由于使用线性吻合器的双排钉仓闭合了过多组织，空肠–空肠吻合口狭窄通常发生在Roux支。

（一）临床表现

胃空肠吻合口（gastrojejunostomy，GJ）狭窄的症状包括餐后上腹痛和固体内容物的频繁呕出，随后逐渐无法进食。营养不良在晚期狭窄的患者中很常见。症状发作的平均时间范围为手术后32~82天。大多数空肠–空肠吻合口（JJ）狭窄存在非特异性临床症状。

（二）诊断

GJ狭窄最常在手术后的前90天内得以诊断，并且一般不会在2周内出现。GJ狭窄可以使用上消化道（upper gastrointestinal，UGI）造影或内镜检查来诊断。狭窄的定义并不确定，但是大多数外科医生认为如果内镜不能通过或者吻合口的直径<10 mm，则会出现临床上严重的狭窄。RYGB后GJ狭窄可以不同直径的内镜可通过的程度分为4级：Ⅰ级，轻度狭窄，10.5 mm内镜可以通过；Ⅱ级，中度狭窄，可通过8.5 mm儿科内镜；Ⅲ级，严重狭窄，只能通过导丝；Ⅳ级，完全/接近完全的梗阻，不可通过内镜。然而，空肠–空肠吻合口（JJ）狭窄可以通过UGI或CT扫描进行诊断。

（三）预防

为降低吻合口狭窄的发生率，在吻合技术上比如环形、线形吻合与手工缝合，选择结肠后位还是结肠前位都是有争议的。Markar等人的研究发现，与25 mm钉仓吻合相比，21 mm的钉仓GJ吻合会出现更高狭窄率。然而，两组之间在体重减轻方面没有明显的差异。他们的研究结论是，25 mm环形吻合器可以减少GJ狭窄的风险，同时有相同的减重效果。使用线形吻合器的横向手工缝合技术与垂直纵向闭合及21 mm环形吻合器相比，具有较低的狭窄发生率。一般而言，缺血性狭窄更常见于环形吻合而不是手工缝合。另外发现使用环形吻合器与狭窄的复发有关。环形吻合器的支持者认为，与线形吻合器或手工缝合的吻合口相比，其吻合口的尺寸保持相对恒定，这种吻合口会随着时间的推移而扩张。另外，由于张力变化和血供的影响，结肠前位吻合较结肠后位吻合可能出现更高的狭窄发生率。

（四）处理

GJ狭窄的治疗方法有所不同，从内镜扩张到剖腹或腹腔镜手术修整胃空肠吻合口并结合医疗干预防止复发。GJ狭窄的一线治疗通常是内镜球囊扩张术，这已被证明是一种非常有效的策略。早期内镜下干预对于患有RYGB术后GJ狭窄的患者是重要的，以便缓解症状并避免诸如脱水和代谢紊乱等并发症的发生。早期狭窄对内镜扩张非常敏感，因为它们通常由黏膜增生引起。事实上，大多数患者在手术后早期或少于90天时仅需要一次扩张。每2~3周连续球囊扩张至最大15 mm已显示有效，总体成功率超过80%。虽然最佳的扩张尺寸仍有待确定，但应避免过度扩张以防止穿孔等并发症的发生，并能够保持体重减轻。Ryskina认为球囊扩张至15 mm与术后12个月体重减轻无关。3%~8%的GJ狭窄患者多伴有晚期狭窄，需要超过3次扩张才能解决。这些患者可能需要放置营养管以保证热量摄入。

穿孔是内镜扩张后最大的问题。已经发表的大样本研究证实对RYGB后GJ狭窄进行扩张造成的穿孔率为0.6%~2.2%。为了最大限度地降低穿孔风险，一些外科医生在一次治疗期间不会扩张超过3 mm（或9 Fr）的狭窄。但是研究并未显示由于球囊大小或扩张次数导致穿孔风险增加。一些外科医生认为，较硬的Savary-Gilliard球囊扩张装置较质软的装置能提供更好、更持久的扩张效果，并且应该在首次球囊扩张后使用。对于难治性狭窄的病例，可进行病灶内类固醇注射。类固醇可以防止胶原蛋白的交联，从而防止纤维愈合。对于内镜治疗难以治愈的GJ狭窄患者，吻合口的手术修整可能非常有效，成功率超过95%。但是，这些修正手术存在难度，大多数难治性吻合口狭窄被认为是由于胃囊过大引起的，这导致过量的胃酸产生。这些情况下最终需要将近端胃囊的尺寸缩小到<10 mL，以确保胃囊仅包含贲门并且切除所有产酸的胃黏膜。VBG术后出口的狭窄也很常见，霍金报道其发病率为14%。这种狭窄通常是因为束带周围出现的纤维增生，它可能由于束带侵蚀进入管腔而引起炎症反应和纤维化，还可以看到束带成角导致出口扭转。由于束带是固定结构，因此内镜扩张通常无法施行，修复手术是唯一的治疗选择。

Brolin还报道，在开放RYGB后，空肠–空肠吻合的输入袢可能发生肠梗阻，并主张使用“抗梗阻缝合法”以防止吻合口扭转。术后水肿也可导致早期空肠–空肠吻合口梗阻，这种梗阻倾向于不全梗阻并且对保守治疗反应良好。由于不正确的吻合方法导致的空肠–空肠吻合狭窄可能最终需要在梗阻部位附近进行新的侧侧吻合术。

（朱利勇，中南大学湘雅二医院）

第三篇

减重代谢外科围手术期管理

第十三章　减重代谢外科的多学科协作

多学科综合治疗协作组（MDT）是指临床多个学科针对某一临床疾病，依托多学科团队，通过多学科讨论制订最合理的规范化、个体化、连续性的综合治疗方案。开展多学科协作可使患者在医院得到系统规范的治疗，减少医疗费用，促进患者快速康复，也能有效提高医院临床流程管理的水平，同时能有效加强学科合作和学科间交叉互动，达到为患者提供全面、全程优质服务的目的。目前多学科协作模式（MDT模式）已广泛应用于临床各个领域，用于各种疾病的诊治过程。

减重代谢手术的适宜人群主要是肥胖症和糖尿病患者，此部分人群往往会伴有不同种类的代谢功能紊乱，存在不同程度的生理、心理功能障碍，因此也需要多学科协作以共同完成术前评估、术中处理和术后随访等一系列医疗活动。相关的诊疗指南中均强调了多学科协作在肥胖症和代谢病外科治疗中的重要作用。减重代谢外科的多学科涉及内分泌科、减重代谢外科、麻醉科、重症监护室、个案管理师、营养科、心理咨询科、耳鼻喉科、心内科、呼吸内科、运动医学科、内镜室等，每个科室各司其职，分工明确，各自发挥着应有的作用，各科室具体职责如下。

一、内分泌科

内分泌科是传统意义上肥胖症和糖尿病的诊疗科室，也是大部分减重代谢手术患者的首诊科室。内分泌科医生需初步筛选就诊患者，剔除存在手术禁忌的病例。对于符合手术指征的患者，应积极引导，加强专业知识的宣传教育，让患者充分认识和理解减重代谢手术的意义和目的，对手术前后生理功能、生活方式的变化做好充足的思想准备。在术前准备期间，内分泌科医生针对患者的自身情况，完善各项相关检查，建议肥胖患者行常规头颅磁共振、肾上腺影像和功能检查、内分泌激素水平检测等以明确肥胖的病因，排除继发性肥胖的可能；糖尿病患者须行胰岛功能检查，明确糖尿病分型，了解有无糖尿病相关并发症，术前、术后均应注意控制血糖水平，必要时给予合理的降糖干预，确保围手术期血糖处于安全可控范围。对于一些病程较长的糖尿病患者，术后可能仍需要一定的降糖药物维持，也应在内分泌科医生的指导下进行。内分泌科也是病史采集、资料收集统计分析并建立数据库、标本库的重要部门，在患者术后随访过程中发挥核心作用，通过密切跟踪随访，发现患者可能出现的远期并发症（如维生素缺乏、贫血、微量元素缺乏、倾倒综合征等）并及时作相应处理，确保患者术后长期、稳定的康复，保障减重代谢手术的长期疗效。

二、减重代谢外科

目前不少开展减重代谢手术的单位已相继成立减重代谢外科，减重代谢外科是隶属于普外科的分支学科，一般由具有胃肠外科基础的资深外科医生组建而成。参与减重代谢手术的外科医生需具备熟练的腹腔镜手术技术和扎实的胃肠手术技能，具备处理各种胃肠手术并发症的能力。减重代谢外科同内分泌科一起，承担肥胖症和糖尿病患者的术前就诊、筛选、宣传教育工作，在完成术前检查和准备的基础上，针对个体差异确定具体的手术方式和治疗方案，并实施具体手术操作。术中需仔细操作，避免出血和损伤周围脏器，术后严密观察患者生命体征、腹部体征、引流情况，积极防治手术并发症。减重代谢外科医生也是术后随访的重要参与者，前期需要关注手术相关并发症，后期需要注意有无营养不良并发症。术后需持续加强对患者的健康教育，加强医患之间的交流沟通，提高患者的依从性，帮助其建立良好的生活习惯。作为MDT的主体，减重代谢外科医生应主动与其他科室加强联系，进行良好沟通，定期组织病情讨论和汇报，共享完整的数据资料，并分析资料，不断总结治疗经验，提高手术疗效。

三、麻醉科和重症监护室

实施减重代谢手术的患者，由于过度肥胖往往存在不同程度的心肺功能不全；一部分患者还可合并阻塞型睡眠呼吸暂停低通气综合征，处于长期、慢性缺氧状态；肥胖又可导致上呼吸道、咽喉部管腔相对狭窄，这些不利因素都对手术麻醉和术后监护提出了挑战。因此，需要相对专业、固定的麻醉团队参与到多学科团队中，完善术前访视和评估的流程，充分估计麻醉风险并准备应对措施。对插管困难的患者需加强术前教育，提高患者的配合度，必要时麻醉科、耳鼻咽喉科、外科等相关科室共同讨论，在共同评估患者的病情后再制订完备的麻醉和手术计划，在团队合作的基础上最终完成气管插管（包括清醒插管）。术中因腹腔内快速充入二氧化碳气体，须密切监测患者呼吸、循环指标，确保生命体征稳定。对于超级肥胖、伴有相关脏器功能不全、插管困难或伴阻塞型睡眠呼吸暂停的患者，建议术后常规送至重症监护病房。在复苏、脱离呼吸机、拔除气管插管过程中，仍需密切观察各项生命体征，加强气管护理，防止呕吐误吸，保障给氧，必要时可予鼻导管通气或无创呼吸机支持。术后监护过程中，还应考虑适当镇痛处理，使用抗凝药物，积极防治深静脉血栓。

四、营养科

由于肥胖症和糖尿病患者存在营养过剩或饮食习惯不当的问题，因此在整个治疗过程中都需要营养科医生的指导和干预。患者围手术期的肠内肠外营养支持方案应由外科医生与营养科医生共同制订，营养科应全程参与患者的评估、管理和随访。术前对肥胖症患者进行体脂测定等，根据结果调整食物摄入量和饮食结构，使患者术前尽可能获得相对理想的体脂比，从而降低手术风险。术后根据患者的手术方式和个体差异，制订相应的阶段式饮食计划，在控制食物摄入量的同时，应保证蛋白质、必需脂肪酸、矿物质、维生素、膳食纤维等营养素的合理摄入比例，保持膳食营养平衡。同时，营养科医生也应积极参与患者术后的随访工作，定期指导患者合理饮食，及时发现营养障碍并给出指导性意见。

五、心理科

肥胖症和糖尿病不仅给患者带来生理功能的损害，还会对患者的心理带来潜在的危害。同时，心理因素又会导致肥胖的发生，影响减重效果，因此，心理科的参与也是减重代谢手术多学科协作的一个重要环节。心理科医生应积极参与术前评估和术后随访，术前评估应检查患者是否有相关精神障碍和精神类药物服用史，一旦发现应避免或慎重手术，并建议其接受心理干预治疗，以减少术后发生医疗纠纷的可能性。术后随访时如发现患者出现过度进食或厌食等倾向，应及时进行心理疏导并对其实施行为干预。相关研究已表明，认知行为疗法、辩证行为疗法等心理干预手段可以有效逆转术后复胖患者的体重增加趋势。通过心理科医生的干预和治疗，可改变部分肥胖症患者的自卑、抑郁、偏激等心理状态，帮助其重拾信心，正确面对手术，为术后康复打下扎实的心理基础。

六、个案管理师

个案管理师也是减重代谢手术治疗中不容忽视的角色，由于手术患者体型和疾病的特殊性，给日常护理带来不少难题，诸如静脉通路开放、留置导尿管、压疮护理、术后生命体征及血糖监测、术后搬动、准备超级肥胖患者专用床铺和病服等方面，均需要相对专业的护理团队参与。护理人员也要积极配合临床医师，做好术前术后宣教工作，时刻关注患者的心理活动状态并做好疏导及专业指导工作，帮助患者顺利完成术后早期康复。其中主要相关护理科室包括外科、内分泌科、手术室、ICU监护室，护理工作贯穿围手术期的各治疗阶段，发挥着极其重要的作用。

随着减重代谢手术的开展，患者数量呈直线上升趋势。为了能更加系统全面地完成术后患者的随访工作，不少医疗单位相继设立了专职的临床个案管理师（多以护理人员为主）。个案管理师在肥胖症和2型糖尿病治疗上应具有丰富的经验，熟悉减重代谢手术相关理论知识和并发症的基本处理方法，同时具有优秀的交流沟通能力，能组织患者开展一系列健康教育活动，能够与患者亲属积极沟通，使其积极配合治疗；在随访过程中，注重收集整理数据，并与团队其他各科室成员分享经验和数据。个案管理师应向患者及亲属提供非常准确的信息，其工作涉及患者手术前后所有过程和各个方面，负责通知患者术前定期门诊、术后定期随访，接受并解答患者及亲属的询问，同时转告各专科医生尽早解决患者提出的问题，降低患者术后失访率。

七、其他学科

除了上述科室，减重代谢手术的多学科协作可能还会涉及心内科、呼吸内科、耳鼻咽喉科、内镜室、妇科、运动医学科、整形外科等学科，应根据患者的具体情况组织相关学科进行全面评估和合作治疗。术前有高血压、冠心病、心脏功能不全的患者，应请心内科会诊，控制血压，改善心功能，积极防治各种类型的心律失常；有慢性支气管炎、肺气肿、肺部感染病史的患者，应在呼吸科医生的指导下，术前严格戒烟，加强呼吸锻炼（吹气球、雾化、练习腹式呼吸等），尽可能改善呼吸功能，降低手术风险；对于合并阻塞型睡眠呼吸暂停低通气综合征（OSAHS）的患者，应联合耳鼻咽喉科医生，完成睡眠监测等检查，排除扁桃体肥大可能，可通过无创正压呼吸机辅助通气改善低氧血症，以保障肥胖合并OSAHS患者的围手术期安全；减重手术能改善肥胖合并多囊卵巢女性患者的月经紊乱、不孕不育等症状，术后需要与妇科密切合作，关注患者的激素水平改变，如患者有妊娠要求，应及时给予合理建议并提供维生素和微量元素补充方案；肥胖患者也是骨关节病的好发人群，运动医学科应积极参与到术前评估和术后康复锻炼指导工作中，对于一些严重的骨关节病，在减重手术后可由运动医学科继续专科治疗；内镜室主要负责每位减重代谢手术患者的术前胃镜检查，以筛选有无手术禁忌证，当术后出现某些手术相关并发症时，内镜又可以作为鉴别、明确病情和辅助治疗的重要手段，内镜下覆膜支架植入、球囊扩张可以用于胃瘘、胃局部狭窄的保守治疗，并有一定的治疗效果；部分超级肥胖患者，虽然术后体重大幅下降，但会伴随腹部、腋下、四肢等部位皮肤组织的松垂，出于美观的考虑，可能还需行整形手术，应由包括整形外科在内的多学科联合会诊对其进行评估。

多学科协作渗透于减重代谢手术治疗的各个阶段，图13-1简要概述了MDT模式下临床治疗路径及各科室参与的相应阶段。随着MDT模式的推广和日益成熟，进一步规范临床路径，有助于临床医生更好地把握手术适应证和禁忌证，保障手术的安全开展，同时多学科模式也更利于对患者进行术后跟踪随访、饮食指导，从而确保了手术治疗效益的最大化。另外，在实施MDT模式的过程中，也应积极探索，运用各种合作方式，如多学科专家联合门诊、多学科医生参与的医患交流会、定期重点病例讨论、多学科学术研讨会等，进一步方便患者的就诊和术后交流，提高临床各科室的专业水平，促进减重代谢外科和相关科室的共同发展。

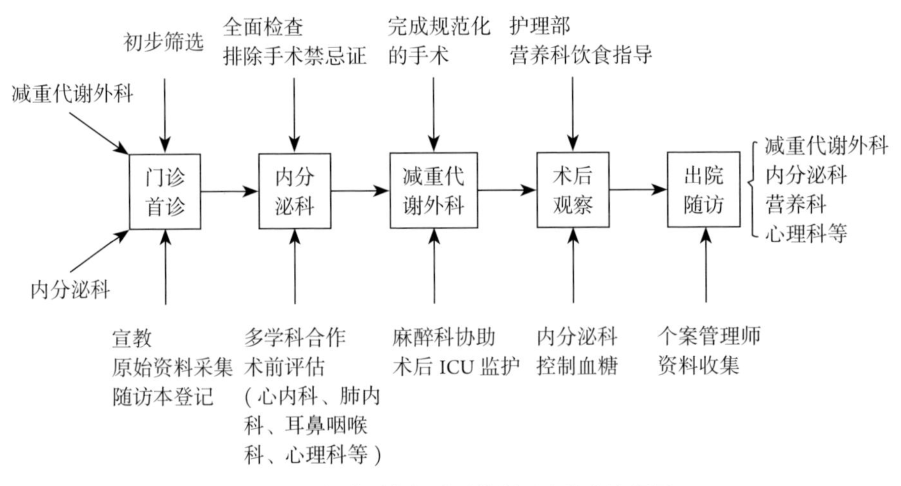

图13-1　多学科参与减重代谢手术基本流程图

总之，手术治疗肥胖症和2型糖尿病是一项复杂的综合性治疗手段，涉及内容广泛，是一个需要科学管理的系统过程，应积极改变传统的治疗模式，整合多学科团队和医疗资源，既要突出减重代谢外科、内分泌科的主导地位，又要充分发挥其他相关科室的协同辅助功能，形成全面、整体、综合、共享的多学科合作局面，严格把控各个环节，有条不紊地推进学科建设发展。

（张频，上海市第六人民医院）

第十四章　减重代谢手术术前评估

减重代谢手术是目前针对病态性肥胖患者唯一长期有效的治疗手段。大量临床资料证明，减重代谢手术后患者体重的下降和长期维持远优于非手术治疗手段，不仅如此，肥胖伴发的各种代谢疾病，如2型糖尿病、高血压、高脂血症、脂肪肝、睡眠呼吸窘迫综合征、多囊卵巢综合征等在术后均会得到不同程度的改善。通过手术治疗，肥胖患者在生理和心理两方面均会明显获益，生活质量也可随之显著改善；但是，减重代谢围手术期和术后远期潜在的并发症风险也是不容忽视的问题。因此，术前详细评估患者病情，在风险和获益之间寻找平衡点，选择最合适的手术适应证和手术方式，是减重及代谢外科的重点和难点。

一、患者选择

（一）手术适应证

减重代谢手术的适应证范围有严格规定。1991年，美国国立卫生研究院（NIH）发表的专家共识制定了患者选择的标准，即BMI>40 kg/m^{2}的极度肥胖病患者，或者BMI为35~40 kg/m^2，同时伴有两个或两个以上肥胖相关疾病的患者，手术患者必须曾接受过3个月非手术方法治疗并证明无效。伴随着减重及代谢手术的广泛开展，其针对2型糖尿病的治疗效果逐渐被广泛接受，鉴于此，国际糖尿病协会（International Diabetes Federation，IDF）于2011年提出：东亚地区伴有的2型糖尿病（T2DM）的肥胖患者，如血糖控制困难，则其手术指征BMI可降至27.5 kg/m^2，此标准随后也被广泛接受。

中国医师协会外科医师分会肥胖和糖尿病外科医师委员会于2014年发表了《中国肥胖及2型糖尿病外科治疗指南》，2019年又发布了第二版指南。指南将手术适应证总结为：①T2DM病程≤15年，且胰岛仍存有一定的胰岛素分泌功能，空腹血清C肽≥正常值下限的1/2；②患者的BMI是判断是否适合手术的重要临床标准（表14-1）；③男性腰围≥90 cm、女性腰围≥85 cm时，可酌情提高手术推荐等级；④建议年龄为16~65岁。

表14-1　减重及代谢手术患者入选标准

BMI/（$kg \cdot m^{-2}$）	临床情况	手术推荐等级
≥32.5		积极手术
27.5 ~ <32.5	患有T2DM，经改变生活方式和药物治疗难以控制血糖且至少符合额外的2个代谢综合征[a]组分或存在合并症[b]	可考虑手术
25 ~ <27.5	患有T2DM，经改变生活方式和药物治疗难以控制血糖且至少符合额外的2个代谢综合征组分或存在合并症	慎重开展手术[c]

注：a代谢综合征组分（IDF定义）包括高三酰甘油（空腹TG≥1.70 mmol/L）、低高密度脂蛋白胆固醇（男性空腹HDL-ch<1.03 mmol/L，女性空腹HDL-ch<1.29 mmol/L）、高血压（动脉收缩压≥130 mmHg或动脉舒张压≥85 mmHg，1 mmHg=0.133 kPa）。b合并症包括糖代谢异常及胰岛素抵抗，阻塞型睡眠呼吸暂停综合征（OSA）、非酒精性脂肪性肝炎（NASH）、内分泌功能异常、高尿酸血症、男性性功能异常、多囊卵巢综合征、变形性关节炎、肾功能异常等，尤其是具有心血管风险因素或T2DM慢性并发症。c有一定疗效，但国内外缺少长期疗效的充分证据支持，建议慎重开展。

该版指南中，明确要求术前评估应由多学科综合治疗协作组（MDT）进行，MDT应以减重外科医生、内分泌科医生、精神心理科医生和营养师为核心成员，同时根据患者具体情况邀请麻醉科、呼吸内科、心内科等专科医生联合会诊，通过MDT联合评估，可以明确是否符合手术指征，有无手术禁忌证、手术风险以及如何降低手术风险；除此之外，可以评估并帮助患者解决相关的致病环境及心理问题，确保术后的长期减重效果。

对手术患者的年龄限制，我国指南限定在16~65岁，年龄过高或过低的患者，减重代谢手术可能会带来手术以外的其他问题。特别对于少年儿童而言，手术后是否自愿改变长期生活方式，且是否能长期维持，是影响手术决策的重要障碍。但是，伴随着少年儿童肥胖率的升高，减重及代谢手术也开始逐渐成为常规治疗手段。美国儿科医师专业委员会提出：BMI>50 kg/m^2的极度肥胖病患者，或者BMI为40~50 kg/m^2，伴有肥胖相关疾病的患儿，男性达到15岁，女性13岁，达到生理成熟以后，经过6个月保守治疗无效，可以考虑手术治疗。我国少年儿童的肥胖发生率也在迅速上升，到目前为止，已有少数肥胖青少年接受了手术治疗，手术效果较好。

对于年长患者而言，手术并发症、术后生活习惯改变以及预期寿命是影响他们手术决策的主要因素。但随着腹腔镜手术技术的成熟、围手术期管理的进步以及平均寿命的延长，越来越多的报道显示，高龄已经不再是限制减重及代谢手术的关键因素。

（二）手术禁忌证

根据2014版手术指南，对于BMI≥32.5 kg/m^{2}的肥胖患者，减重和代谢手术的手术禁忌证包括以下6种情况：①滥用药物、酒精成瘾或患有难以控制的精神疾病患者；②智力障碍或智力不成熟，行为不能自控者；③对手术预期不符合实际者；④不愿承担手术潜在并发症风险的患者；⑤不能配合术后饮食及生活习惯的改变，依从性差者；⑥全身状况差，难以耐受全身麻醉或手术者。而对于BMI<32.5 kg/m^{2}的肥胖伴T2DM患者，手术禁忌证需要加上如下4条：①明确诊断为非肥胖型1型糖尿病；②胰岛β细胞功能已基本丧失，血清C肽水平低或糖负荷下C肽释放曲线低平；③BMI<25.0 kg/m^{2}的患者；④妊娠糖尿病及某些特殊类型糖尿病患者。

二、病情及手术安全性评估

肥胖患者的合并症发生率远高于接受常规手术的患者，若漏诊会导致严重甚至是致命性后果。对每一位手术患者都需要进行仔细的术前评估与术前准备。

（一）病史采集

详细询问病史可以获得很多重要信息，首先需要询问患者的患病过程和减重经历，从中我们可以了解到患者的饮食习惯和不良进食方式（暴食、易饿、夜间饮食）、减重意愿、运动情况、婚姻与生育状况、烟酒等不良嗜好、减重药物使用史、精神状态（包括可能的心理疾病）等最关键的信息。此外，对患者既往病史的采集也要慎重，需要向患者询问呼吸、心血管、消化道、内分泌、骨骼、肌肉、泌尿、神经、精神等各系统功能及性功能状态，相对应的药物使用情况，以及过敏史和手术史。除了患者个人情况外，还需要了解患者的家庭情况，包括家庭收入，家庭成员的体重现状，不良嗜好，以及对患者接受减重手术的支持程度。

（二）体格检查

通过体格检查可对患者进行初步评估，除常规体格检查以外，对肥胖患者需重点关注以下几点：①测量体重、身高、腰围和臀围，以获得BMI和腰臀比，评估患者肥胖程度和类型（腹型肥胖/外周型肥胖）；②颈围和下颌可帮助判断患者是否伴有阻塞型睡眠呼吸暂停综合征（obstructive sleep apnea syndrome，OSA）和肥胖低通气综合征（obesity hypoventilation syndrome，OHS）的风险；③颈后及腋窝的黑棘皮征有助于判断患者胰岛素抵抗的程度；④腹部脂纹的分布和颜色可判断肥胖的进展速度；⑤皮下组织水肿的位置和程度是心肺功能评估的重要指标；⑥通过对皱褶处皮肤湿疹、糜烂、溃疡及皮肤化脓性感染的观察，判断术前皮肤护理的必要性；⑦满月脸、颈后脂肪垫和腹部紫纹是库欣综合征（Cushing syndrome）的特征性表现。

（三）实验室检查

常用的实验室检查项目如表14-2所示。

表14-2 常用的实验室检查项目

实验室检查项目	检查目的
血常规	排除炎症状态、贫血和低氧血症
生化全套	评估肝、肾功能，脂代谢，电解质平衡和营养状况
凝血功能+D-二聚体	评估凝血功能和血栓风险
OGTT试验	评估胰岛功能和胰岛素抵抗程度
糖化血红蛋白	评估血糖控制情况
甲状腺功能	排除严重的甲状腺功能减退
性激素全套	排除可能存在的垂体和下丘脑疾病，多囊卵巢综合征
血清肾上腺皮质激素和皮质醇（8:00，16:00，24:00）	排除肾上腺病变或功能异常
血清人绒毛膜促性腺激素	排除怀孕可能
血清铁、钙、叶酸、维生素B12、维生素D、体脂和基础代谢率测定	评估营养状况
动脉血气分析	评估患者肺通气情况

（四）系统评估

1. 呼吸系统

所有患者均需接受胸部X线片检查，以鉴别肺部及胸膜腔疾病。对于既往有肺部疾病的患者需要行肺功能检查，结合动脉血气分析结果，评估患者的肺通气状态。对于有吸烟史的患者，需要在术前6个月戒除，术后也需要戒烟。吸烟会显著升高围手术期呼吸系统并发症的发生率，并会在术后诱发严重的吻合口溃疡。

（1）呼吸功能测定

肥胖患者常见呼吸急促，这与肥胖患者呼吸顺应性下降、呼吸肌功能减退以及腹腔内压力升高有关。在肺功能检查时，则会发现此类人群的功能残气量（functional residual capacity，FRC）和呼气储备量（expiratory reserve volume，ERV）低于正常，这种下降的趋势与BMI的升高幅度吻合。对于此类患者，在首先排除心功能不全的前提下，需要常规行肺功能检查，排除慢性阻塞性肺疾病、哮喘等重要的呼吸系统问题。此外，给予呼吸训练器以锻炼呼吸肌功能也是必要的。

（2）OSA和OHS

OSA是一种以睡眠打鼾伴呼吸暂停和日间嗜睡为主要临床表现的睡眠呼吸疾病，该病可引起间歇性低氧、高碳酸血症以及睡眠结构紊乱，并可导致高血压、冠心病、心律失常、脑血管病、认知功能障碍、2型糖尿病等多器官多系统损害。多导睡眠监测（polysomnography，PSG）是诊断OSA的首选手段，睡眠中心外睡眠监测（OCST）也可以作为备选项。当患者入院时，通过Epworth嗜睡评分量表（Epworth sleepiness score，ESS）、鼾声量表、柏林问卷和STOP-Bang量表，可以初步筛查OSA的危险程度。OHS是肥胖引起的慢性通气不足。在肥胖患者人群中，OSA和OHS这两种疾病往往同时存在，患者表现为清醒低通气（$PaCO_2 \geq 45$ mmHg）和低氧血症，严重时可以导致2型呼吸衰竭（$PaO_2 < 60$ mmHg，$PaCO_2 > 50$ mmHg）。此类患者往往存在困难气道，麻醉插管以及术后拔除气管导管时均存在巨大风险。

明确OSA合并OHS后，需行超声心动图评估有无肺动脉高压；即刻使用无创呼吸机行持续气道正压通气（continuous positive airway pressure，CPAP）或双水平气道正压通气（bi-level positive airway pressure，BiPAP），将PaO_2升至60 mmHg以上，$PaCO_2$降至45 mmHg以下，积极治疗至少2周，2周后进一步评估患者临床症状、动脉血气、夜间血氧变化等。

2. 心血管系统

肥胖增加了心血管疾病的风险，发生机制包括心脏结构改变、血流动力学改变以及严重的代谢紊乱，在手术前需要完善心血管系统功能评估。

（1）高血压

重度肥胖常合并有严重的高血压，增加了心脏负担。肥胖导致高血压的致病因素很多，如脂肪因子（如瘦素等）激活交感神经系统，肾上腺素增加，内皮功能改变，炎症因子积累等。血压超过180/110 mmHg是术后组织脏器缺血的独立危险因素，术前需要注意控制血压至正常范围。

（2）左心室肥厚

肥胖患者中，需氧量、心排出量、左心室每搏排出量、右心室舒张末压、平均肺动脉压和平均肺毛细血管楔压均超过正常。这些因素导致左心室代偿性肥厚，心电图（aVL导联R波+V3导联S波）结合心脏超声可以确诊。随着左心室重塑的进展，左心室壁压力持续升高，可能会出现舒张期心功能不全，表现为端坐呼吸、阵发性夜间呼吸困难，下肢水肿和体重增加。这些症状也可以发生在OSA和OHS的患者中，提示右心衰的可能。

（3）心血管系统病史及围手术期心血管事件危险因素

除不稳定心脏情况（不稳定型心绞痛、急性心力衰竭），活动耐力测试也有助于评估心脏风险，如存在危险因素或活动耐力<4个代谢当量（相当于爬2层楼或短距离跑步），行超声心动图评价心功能，必要时行影像学负荷试验评价心肌缺血情况。

3. 内分泌系统

（1）术前血糖控制

对于伴有T2DM的肥胖患者，术前需要通过糖尿病综合治疗将血糖控制到最佳，最常用的治疗手段是饮食控制和药物治疗。术前血糖控制的最佳目标包括HbA1c为6.5%~7.0%或更低，空腹血糖≤6.1 mmol/L，餐后2小时血糖≤7.8 mmol/L；对于伴有进展期微血管或大血管并发症，多种伴发疾病或强化治疗下常规控制目标难以达到的长病程糖尿病患者，HbA1c可以放宽至7.0%~8.0%；对于HbA1c>8.0%或从未控制过血糖的糖尿病患者，手术治疗风险极大。

（2）胰岛β细胞功能评估

对于接受代谢手术的T2DM患者，术前评估胰岛β细胞功能对手术效果的预测至关重要。评估胰岛β细胞功能，临床最常用的方法是口服葡萄糖耐量试验（OGTT）。正常人空腹胰岛素基础值为35~145 pmol/L，C肽基础值不小于400 pmol/L。口服75 g无水葡萄糖后，血浆胰岛素在30~60分钟上升至高峰，峰值为基础值的5~10倍，3~4小时恢复到基础水平；同样，血清C肽也会在30~60分钟上升至高峰，峰值为基础值的5~6倍，两者均反映了基础和葡萄糖介导的胰岛素释放功能。如果基础胰岛素分泌量和C肽不到正常的一半，峰值不到基础值的2倍，则提示胰岛β细胞功能不佳。由于OGTT干扰因素较多，临床还有其他一些检测β细胞功能的方法，如静脉注射葡萄糖–胰岛素释放试验、胰高血糖素–C肽刺激试验、精氨酸刺激试验和高糖钳夹试验等，可根据患者的具体情况和检查目的选择。

（3）甲状腺功能评估

存在甲状腺功能减退症状，如怕冷、乏力，或存在原发性甲状腺功能减退风险的患者需要筛查血清促甲状腺素（thyroid-stimulating hormone，TSH）水平，明确有甲状腺功能减退的患者，术前需接受左甲状腺素钠替代治疗，待症状缓解后再行手术。

4. 消化系统

（1）胃食管反流性疾病

胃食管反流病（GERD），是指胃、十二指肠内容物反流入食管引起临床症状及（或）食管炎症的一种疾病，可以伴发食管黏膜糜烂。典型的临床症状包括烧心、反酸、胸痛和吞咽困难，不典型的症状包括声音嘶哑、喘鸣或哮喘、咳嗽及鼻窦分泌。肥胖是GERD主要致病因素之一，可能与肥胖患者腹内压升高以及食管裂孔疝发生率增高有关。GERD的临床诊断手段包括病史、体格检查、胃镜、食管测压术以及食管24小时pH监测。DeMeester积分>14.8或者pH<4，时间百分比超过4%即可确诊。

肥胖患者GERD的治疗原则包括：①降低胃食管压力梯度以改善食管传输，减轻体重是最有效的途径；②修复食管裂孔疝引起的食管下段括约肌（LES）功能缺陷。目前，胃旁路术（RYGB）被认为是肥胖患者GERD的最佳治疗方法，袖状胃切除术则不适合用于GERD患者。

（2）胆囊结石

肥胖人群中胆囊结石的发病率远高于普通人群。减重手术后，特别是RYGB后体重的迅速下降与胆汁淤积和结石形成密切相关。对于术前已经确诊有胆囊结石的患者，可以在术中行预防性胆囊切除，以避免术后胆囊并发症的发生。对于术前没有胆囊结石的患者，术后可以选择口服6个月的熊去氧胆酸，以预防胆囊结石的发生。

（3）非酒精性脂肪性肝病与肝硬化

非酒精性脂肪性肝病（non-alcoholic fatty liver disease，NAFLD）是指除乙醇和其他明确的损肝因素所致的肝细胞内脂肪过度沉积为主要特征的临床病理综合征，与胰岛素抵抗和遗传易感性密切相关的获得性代谢应激性肝损伤。包括单纯性脂肪肝（simple fatty liver，SFL）、非酒精性脂肪性肝炎（nonalcoholic steatohepatitis，NASH）及其相关肝硬化。该疾病可以通过肝功能以及B超检查进行诊断，确诊的金标准是肝脏活检。临床实践已经证实，减重手术可以有效逆转NAFLD的进展，对于伴有肝硬化的患者，减重手术的效果也令人满意。

但是，对于伴有中重度门脉高压（门静脉压力>30 cmH_2O），或者伴有明显食管胃底静脉曲张患者，不宜接受减重手术治疗。

（4）幽门螺杆菌感染

幽门螺杆菌（helicobacter pylori，HP）感染率占全球总人口的一半，肥胖人群为高发人群。HP阳性与RYGB术后胃肠吻合口溃疡的发生呈正相关性，因此，减重手术，特别是行RYGB手术前需常规行HP感染筛查，阳性患者需在术前接受2周抗HP治疗，待转阴后才能接受手术。

5. 其他

深静脉血栓与肺栓塞，肥胖与深静脉血栓之间的关系尚不明确，一项对24年间5 554名接受减重手术的患者进行回顾性分析发现，致死性肺动脉栓塞的发生率为0.21%。与静脉血栓风险增加相关的协同因素包括下肢静脉瘀滞、BMI>60 kg/m^2、腹型肥胖、OSA等。对于高风险患者，术前使用压力渐变式弹力袜或小腿间歇充气加压是有效的物理预防方式，低分子肝素皮下注射是最佳的临床预防用药选择。对于肺栓塞风险高的患者，腔静脉滤器是一种非常有效的保护手段，但腔静脉滤器也会增加深静脉血栓的风险，因此，不建议作为常规的预防手段。

三、营养与心理评估

拟行减重手术的患者需接受专业、全面的营养评定，包括身体成分分析、进食行为评估、微量营养素水平测定等。接受吸收不良型手术（如RYGB）的患者必须接受更多方面的营养学评估。术前即需要开始对患者进行饮食指导，以传授并加强患者选择合适食物的能力，纠正不健康的饮食方式以及无节制的饮食习惯。对于超级肥胖患者（BMI>60 kg/m^2），术前通过饮食控制减轻体重是必要的，术前减去10%的体重可以显著减少腹腔内脂肪含量，肝脏内脂肪含量的下降可以使肝脏体积缩小20%，便于术中暴露和操作；网膜和系膜脂肪含量下降可以增加它们的活动度，从而降低手术难度，减少术中并发症。

详细的心理评估应当由专业的精神科医生或心理医生完成。评估内容包括精神疾病（如精神分裂症），人格障碍（如边缘型、分裂型、被动-攻击型），进食障碍（如暴食症、夜间进食和无饱足感），情感障碍（抑郁、焦虑），酒精及药物成瘾。在排除了这些问题以后，还需要进行审慎的行为分析，有些肥胖患者将进食作为寻求奖励的唯一途径，有些则将进食作为调节压力和缓解紧张的方法，这些往往与精神疾病无关，但需要进行行为模式的纠正和训练。此外，许多常见的精神类药品可以引起体重增加而导致肥胖（详见第五章），为了避免此类药物对肥胖的诱导效应，术前即需要进行替代疗法，并在术后维持。

四、术式选择

历经几十年的发展，减重代谢外科发展出多种术式，目前被国内外绝大多数指南接受的标准术式有4种：腹腔镜胃旁路术（LRYGB）、腹腔镜袖状胃切除术（LSG）、腹腔镜可调节胃束带术（LAGB）、胆胰转流并十二指肠转位术（BPD-DS）。

减重代谢手术的首要原则是患者的安全以及生活质量改善，手术的设计以及选择均需要围绕这一原则进行。伴随着手术机制研究的不断深入，传统的手术方式分类，如"限制性""吸收改变性""混合性"手术的概念已逐渐被临床淘汰，由于LRYGB、BPD-DS和LSG在术后早期即呈现出非体重依赖性T2DM的改善，该类手术已经脱离单纯减重手术的范畴，而被重新定义为代谢性手术。减重代谢手术的效果评估也随之由初期的体重减轻转向了术后代谢指标的改善。

对手术目的和手术机制再认识，也使得临床手术方式选择发生变化。作为既往的金标准术式，LRYGB在临床已开展超过30年，手术效果和持续性已经得到广泛认可，但是由于术后潜在的营养不良风险和远端胃囊的旷置，使这种术式在胃癌高发的东亚地区存在争议；LSG在近年来发展迅速，LSG在手术有效性和持续性方面效果确切，而在安全性、对正常解剖结构的保留和术后低营养并发症方面的优势使它超越LRYGB，成为全球最流行的手术方式；LAGB手术虽然有一定的改善T2DM和其他代谢综合征的效果，但是这些效果的发生机制与肠道激素的改变似乎无关，这使LAGB被排除在代谢性手术的范围之外，再加上LAGB术后存在绑带移位和胃壁腐蚀的风险，使得LAGB的手术例数逐年下降；BPD-DS手术术后的高营养不良风险使得临床医生在选择此项术式时十分谨慎，但此类手术对超级肥胖（BMI>60 kg/m^2）患者的治疗效果存在明显优势。

（管蔚，南京医科大学第一附属医院）

第十五章　减重代谢手术访视评估

减重代谢手术访视包括术前访视和术后访视两部分。减重代谢手术的术前访视十分重要，术前访视可进一步了解患者的具体情况，对患者的既往史、伴发疾病、过敏史进行全面了解，可以防止术中突发情况发生。术前访视还可以评估患者气管插管的难易程度，以及开放静脉的难易程度。术后访视则有利于了解患者的术后情况，并能做好术中情况的交接。减重代谢手术的术前访视及术后访视评估单内容见图15-1。

病区：　　床号：　　姓名：　　性别：　　年龄：　　住院号：

减重访视评估单

对手术是否知情：□是　□否

1 身体状况

1-1 生命体征　T__________　P__________　R__________　BP__________

1-2 体型　身高______cm　体重______kg　BMI__________

1-3 皮肤状态　□完整　□破损__________

1-4 皮肤类型　□干燥　□粗糙　□湿冷　□苍白　□黄染　□水肿　□菲薄　□皮肤病

1-5 静脉情况　□充盈　□弹性　□PICC　□CVC　□外周

1-6 肢体运动障碍　□无　□有__________

1-7 是否嗜睡　□是　□否

1-8 交流能力　□能　□不能__________

2 健康史

2-1 手术史　□无　□有__________

2-2 过敏史　□无　□有__________

2-3 既往史　□糖尿病　□心脏病　□高血压　□哮喘　□眼部疾病　□颈椎病　□腰椎病

□精神类疾病　□其他__________

3 用药情况

□降压药　□降糖药　□抗凝剂　□镇静安定类　□利尿药

□甾体类　□精神类　□其他__________

4 手术一般信息

4-1 术前诊断__________

4-2 手术方式__________

5 有无下列情况

□月经来潮　□发热　□咳嗽　□牙齿松动　□假牙　□义眼

□隐形眼镜　□助听器　□心脏起搏器　□植入物__________

□金属或不能取下的物品__________　□其他__________

术前宣教

1 介绍手术室环境　□位置　□温度　□手术团队

2 手术流程信息　□接送人员及方式　□入室大致时间　□术后苏醒地点

3 介绍感觉/不适信息　□静脉输液　□仪器声响　□尿管刺激

□局麻者术中疼痛　□全麻者气管插管咽喉不适

□麻药作用后可术后镇痛

4 心理支持　□全程护理　□亲属等待信息

5 术前准备　□洗澡　□禁食禁饮　□术前用药　□衣物及配饰

术前访视护士签字：__________

术后回访

1 告知患者及亲属，访视内容取得同意

2 手术室带回静脉通路情况

固定牢固　□无　□有　　留置时间标识　□无　□有

穿刺部位　□正常　□红肿　□渗液

输液反应　□无　□有__________

3 术后引流管情况
尿管刺激 □无 □有___________
腹腔引流管颜色、量是否正常 □是 □否___________

4 皮肤情况
电极板粘贴部位 □完好 □红 □水泡 □破损
手术体位相关皮肤情况 □完好 □红 □水泡 □破损
约束带部位皮肤麻木感□无 □有___________（发生部位、持续时间）

5 切口是否有渗出 □无 □有___________ 疼痛 □无 □有（引流管牵拉、切口张力增加或震动、腹腔内不适感）

6 手术过程对护士服务态度 □非常满意 □满意 □一般 □不满意
7 对手术室护理意见或者建议___________
术后回访护士签字：_____________

图15-1 减重访视评估单

（张海伟，南京医科大学第一附属医院；王洁，南京市第二医院）

第十六章　减重代谢手术患者围手术期血糖管理

减重代谢手术患者大部分存在糖耐量异常或诊断为2型糖尿病，对于确诊为2型糖尿病患者，《中国2型糖尿病防治指南》指出对多数住院糖尿病患者推荐血糖控制目标为7.8~10.0 mmol/L。糖耐量异常患者由于肥胖本身存在的代谢异常及术后身体的应激反应均会导致血糖升高，其血糖管理同上述糖尿病患者，目标也为7.8~10.0 mmol/L。减重代谢手术患者的围手术期管理具体如下。

一、入院评估

对血糖以及可能影响手术预后的糖尿病并发症进行全面评估。血糖筛查糖化血红蛋白（HAb1c）、葡萄糖耐量试验、空腹血糖、糖尿病肾病、糖尿病视网膜病变等相关并发症进行筛查，若随机血糖>7.8 mmol/L，予以每天4次血糖监测，至少监测24~48小时；若空腹血糖>7.8 mmol/L，非空腹血糖>10.0 mmol/L，应予以降血糖干预治疗。

二、血糖检测、血糖控制目标、围手术期路径管理

（一）血糖检测

血糖监测的时间点应该与患者的营养摄取、用药方案、手术时间相匹配。对减重代谢手术患者围手术期血糖监测频率推荐：①术前监测空腹血糖、三餐后血糖和睡前血糖；②手术当日禁食患者，每4~6小时监测1次血糖；③术中患者血糖波动风险相对较高，低血糖难以被发现，故应1~2小时监测1次血糖；④对特殊患者需要适当增加监测频率，若血糖≤3.9 mmol/L，应及时给予纠正低血糖措施，并增加血糖监测频率，直至低血糖得到纠正。

（二）血糖控制目标

减重代谢手术患者围手术期血糖控制目标参照《中国住院患者血糖管理专家共识》提及的外科择期手术患者血糖控制，血糖目标分层为一般，详见表16–1。

表16–1　住院患者血糖控制目标分层

	严格	一般	宽松
空腹或餐前血糖/（$mmol·L^{-1}$）	4.4~6.1	6.1~7.8	7.8~10
餐后2小时或随机血糖/（$mmol·L^{-1}$）	6.1~7.8	7.8~10	7.8~13.9

（三）围手术期血糖管理路径

1. 饮食管理

减重代谢手术患者围手术期饮食管理参考减重术前饮食要求，由于术前饮食控制特殊原因需密切监测患者血糖，适当调整降糖方案（口服降糖药、胰岛素）。

2. 危急状态的管理（高低血糖管理）

（1）高血糖管理

手术是一种应激状态，可以增加胰岛素抵抗，使糖尿病患者的血糖水平升高。日常饮食和运动规律打乱会使血糖波动较大，从而诱发高血糖带来的相关急性并发症，如糖尿病酮症酸中毒、糖尿病高血糖高渗综合征等。围手术期间要加强对患者血糖和尿酮体的监测，并关注患者水平衡。

（2）低血糖管理

低血糖是一种由多种原因引起的血糖浓度过低的状态，糖尿病患者血糖≤3.9 mmol/L为低血糖、非糖尿病患者血糖≤2.8 mmol/L就是低血糖。由于手术前后禁食状态、饮食规律打乱、手术应激及用药方案调整等，都有可能导致患者血糖波动，出现低血糖风险，应引起特别注意。

（3）正确识别及救治

低血糖可表现为交感神经兴奋（心悸、出汗、饥饿感、无力、手抖、视力模糊、面色苍白等）和中枢神经症状（头痛、头晕、意识改变、认知障碍、抽搐和昏迷）。怀疑低血糖时，立即测定血糖水平，以明确诊断，无法测定血糖时暂时按低血糖处理。意识清醒的患者一旦确认为低血糖，应立即采用“15原则”处理，即给予15 g的糖类（禁食患者可静脉推注15 g葡萄糖），15分钟后再次检测血糖，若没有纠正，则重复以上操作。低血糖昏迷患者静脉推注50%葡萄糖注射液60 mL，继而5%~10%葡萄糖注射液持续静脉滴注，至意识恢复并保持血糖监测，至少观察3天。

三、出院血糖管理

减重代谢手术患者术后由于代谢变化极易出现血糖的波动或高低血糖的频发，术后仍需检测血糖（同术前），根据饮食及时适当调整降糖方案。减重个案管理师应密切联系内分泌科医生，关注患者血糖波动，达到术后平稳过渡。

（陶花，南京医科大学第一附属医院）

第十七章　减重代谢外科血栓预防

近年来，随着*Nature*、*JAMA*等国际著名杂志纷纷发表文章证实了手术治疗2型糖尿病的疗效显著优于传统药物治疗，减重代谢外科手术在国内得到迅速发展。然而由于缺乏规范化的操作，手术后的多种并发症严重威胁着患者的健康和生命，深静脉血栓（deep venous thrombosis，DVT）就是手术的近期并发症之一。DVT形成是由于血液在深静脉内不正常凝结而引起的静脉回流障碍性疾病，多发生于下肢，血栓脱落可引起PE，深静脉血栓（DVT）与肺动脉栓塞（PE）统称为静脉血栓栓塞症（venous thrombo embolism，VTE）。有研究显示，减重患者并发DVT的概率为0~5.4%；并发肺动脉栓塞（PE）的概率为0~6.4%，DVT和PE仍然是减重手术术后发病率和病死率的主要原因。

一、DVT的发病机制

1856年Virchow提出了VTE的3大病因：静脉壁损伤、血流缓慢和血液高凝状态，VTE多继发于手术（尤其是骨科大手术）、分娩、肿瘤等危险因素。

对于接受普通外科手术的患者来说，术前活动减少、术中制动和术后长期卧床均可导致静脉血流缓慢；麻醉及手术创伤促使组织因子释放，激活凝血系统，导致血液呈高凝状态或血栓形成，如果患者伴有高血糖和高血脂则较易导致血液呈高凝状态，增加DVT的发生风险。

接受减重手术的肥胖患者由于肥胖，下肢静脉需对抗的重力相对比较大；肥胖患者多合并2型糖尿病，有潜在性的血管病变，血液黏稠，血流缓慢；现在多种减重手术的术式均在腹腔镜下完成，腹腔镜手术与剖腹手术形成VTE的概率孰高孰低尚无定论，但腹腔镜减重术可导致血流动力学改变、血液高凝及全身细胞因子反应等，这些都是导致DVT形成的高危因素。

二、DVT的临床表现

DVT在不同阶段表现出不同的症状，根据患者发病时间，DVT可分为急性期、亚急性期、慢性期。

（一）急性期

发病14天内为急性期，急性下肢DVT的主要临床表现为患肢突然肿胀疼痛，行走时加剧，抬高患肢或可减轻疼痛，症状轻微者仅感受局部沉重，患肢呈可凹陷性水肿和软组织张力增高、皮肤温度增高等症状，静脉血栓部位常有压痛，因此检测小腿后侧和（或）大腿内侧、股三角区及患侧髂窝。

（二）亚急性期

发病15~30天为亚急性期，亚急性期的临床表现通常为患肢出现浅静脉显露或曲张，Homans征（检查时使患者下肢伸直，踝关节背屈使腓肠肌和比目鱼肌被动拉长，刺激小腿肌肉内病变的静脉，引起小腿肌肉深部疼痛）和Neuhof征（患者仰卧屈膝，检查者用手指挤压腓肠肌有增厚、浸润感或压疼）阳性。严重的下肢DVT患者可能会出现股白肿，原因是水肿组织内压超过微血管灌注压致使局部皮肤发白，更甚者由于静脉内淤积还原型血红蛋白导致皮肤呈紫蓝色从而出现股蓝肿。

（三）慢性期

发病30天之后进入慢性期。慢性期至少有1/3的患者可发展为深静脉血栓后综合征（post-thrombotic syndrome，PTS），表现为患肢沉重、胀痛、静脉曲张、皮肤瘙痒、色素沉着、湿疹等，严重者出现下肢的高度肿胀、脂性硬皮病、经久不愈的溃疡，血栓脱落后引起致命性肺动脉栓塞，严重威胁患者的生命安全。

值得注意的是DVT的临床症状有时表现并不明显，进一步诊断还需依靠血浆D-二聚体测定或彩色多普勒超声检查。

三、国内外常用DVT指南

基于对普通外科围手术期血栓管理的认识与重视，目前，国内外制定了多个指南以规范患者的血栓管理，预防术后DVT的发生。

（一）国外指南

目前国外常用的指南有：①由美国胸科医师协会（American College of

Chest Physicians，ACCP）制定的《静脉血栓栓塞（VTE）抗栓治疗指南》，该指南已更新至第10版，是目前国际上公认的最权威的血栓栓塞性疾病治疗指南；②英国国家临床与健康管理协会（National Institute for Health and Clinical Excellence，NICE）制定的《静脉血栓栓塞性疾病的诊断，管理和血栓形成倾向检测》指南；③亚洲的日本循环协会（Japanese Circulation Society，JCS）制定的《肺栓塞和深静脉血栓的诊断、治疗及预防指南》；④韩国医学科学院（Korean Academy of Medical Sciences，KAMS）制定的第2版《预防静脉血栓栓塞症指南》。

（二）国内指南

国内的指南主要有：①中华医学会外科学分会血管外科学组制定的《深静脉血栓形成的诊断和治疗指南》（第3版），该版指南涵盖了深静脉血栓的危险因素、临床表现、诊断及治疗等内容；②中华医学会外科学分会2016年发布的《中国普通外科围手术期血栓预防与管理指南》是我国对于普通外科围手术期患者血栓预防与管理的第一部正式指南，该指南在静脉血栓栓塞症预防以及抗凝药物管理等方面提出了指导和建议。

四、国内血栓性疾病发病及研究现状

静脉血栓栓塞症（VTE）是普通外科手术常见的并发症之一，西方有关研究显示，如无预防措施，普通外科手术患者深静脉血栓（DVT）发生率为10%~40%。大型手术患者当同时具有多种VTE风险因素时（年龄>40岁、VTE病史、肿瘤等），致死性PE发生率高达5%。VTE的发病率与手术时间、手术复杂程度、手术类型等均有关。

血栓性疾病发病率被认为与人群、种族相关，一直以来，VTE被认为在亚洲人群中属于很少发生的手术后并发症，但是近年来亚洲多个国家，有多篇研究均证实VTE在亚洲地区属于常见病、多发病，甚至在某些情况下其发病率与欧美相当，理应给予VTE足够的重视。一项对亚洲人群术后肺血栓栓塞（pulmonary thrombo embolism，PTE）发生情况的前瞻性研究显示，亚洲人群中，普通外科手术未进行抗凝预防的手术患者DVT发生率为13%，症状性PE发生率为1%，而患者中患有PE的病死率为31%。一项包含有亚洲19个研究中心（中国、印度、朝鲜、马来西亚、菲律宾和泰国等）的前瞻性流行病学研究，评估了295名未接受常规抗凝治疗的大关节手术外科患者，其中有121名患者诊断为DVT，其发病率高达41%。日本相关调查显示，腹部大手术患者仅使用弹力袜或弹力绷带预防者，静脉造影检出VTE的发生率为24.3%。此外，有学者证实除血栓形成突变外，亚洲患者的VTE危险因子与西方患者无差异，就遗传风险因子来说天然抗凝血剂（蛋白质S，蛋白质C和抗凝血酶）的缺乏是亚洲人群血栓形成的主要风险因子，而没有发现或很少报道因子V Leiden和凝血酶原G20210A基因的突变。

在国内，由于缺少DVT大样本社区人群和住院患者的流行病学资料，在相当长的一段时间内研究者们一致认为DVT在中国人群中发生率很低，严重低估了其重要性。北京大学人民医院统计了2001—2010年术后PTE的发生率，统计结果显示，10年共发现132例PTE患者，最终入组52例，其中普通外科患者所占比例为27.46%，骨科患者所占比例为25.50%，总和超过50%。国内另一项单中心对照研究数据表明，普通外科未使用预防措施的患者术后DVT发生率为6.1%，PE为1.4%。

由于以前对DVT的重要性认识不足，我国普通外科DVT的预防与管理起步较晚，2016年出版的《中国普通外科围手术期血栓预防与管理指南》为我国普通外科血栓预防领域的第一部全国性指南，在此之前，有学者检索了中国医院数字图书馆共9年（1999—2008年）时间内，南方地区正式发表的与PE和DVT有关的论文（共1 288篇），分析得出临床工作中检出率逐渐增多，但诊断数量仍偏低，某些省市地区尚未有相关论文发表。以“DVT”为关键词检索中国医院数字图书馆近3年（2016—2018年）的文献发表情况，共计3 936篇，其中临床研究、病理分析、诊断治疗占比较大，可见近些年来逐渐给予DVT足够的重视。目前我国普通外科虽已有统一的指南，但尚缺乏大规模、规范化的关于普通外科人群血栓预防的临床研究，某些医院已开展院内VTE防治项目，可以预见将来我国普通外科对于VTE的预防及管理工作将得到极大改善。

五、减重术后DVT的预防

DVT的预防重于治疗，有多项研究说明，合适的预防措施可以使DVT相对风险降低50%~60%，致命性的肺栓塞的相对风险可降低近2/3。对于VTE来说，所有减重手术患者均为中高风险人群，应给予个体化的预防策略。

（一）DVT风险评估分层以及相应措施

根据《中国普通外科围手术期血栓预防与管理指南》，应对患者进行VTE风险和出血风险评估。

出血风险评估包括一般危险因素（如活动性大出血、既往大出血史、重度肝肾功能不全、血小板减少症、伴随使用抗栓或溶栓药物等）和手术操作相关危险因素（如恶性肿瘤、手术步骤复杂或解剖结构复杂、多处吻合口、肝脏切除、术前血红蛋白或血小板水平低等）。

VTE风险评估推荐Caprini模型，评估流程为先根据表17-1计算患者的风险评分；再根据表17-2与评分判断患者的风险等级；最后根据风险等级（表17-3）及出血风险确定相应措施。

表17-1　血栓危险因素评估

分数	内容
每项1分	年龄41~60岁
	下肢肿胀
	静脉曲张
	BMI>25 kg/m^2
	计划小手术
	脓毒血症（<1个月）
	急性心肌梗死
	充血性心力衰竭（<1个月）
	需卧床休息的内科疾病
	炎症性肠病病史
	大手术史（<1个月）
	肺功能异常（如慢性阻塞性肺气肿）
	严重肺部疾病（包括肺炎）（<1个月）
	口服避孕药或激素替代疗法
	妊娠或产后状态（<1个月）
	不明原因死胎、反复流产（≥3次）、因毒血症或胎儿生长停滞造成早产
	其他风险因素
每项2分	年龄61~74岁
	关节镜手术
	中心静脉置管
	大手术（>45 min）
	恶性肿瘤
	腹腔镜手术（>45 min）
	限制性卧床（>72 h）
	石膏固定（<1个月）
每项3分	年龄≥75岁
	DVT/PE病史
	V因子Leiden突变
	血栓家族史
	凝血酶原*G20210A*突变
	狼疮样抗凝物质
	高半胱氨酸血症
	肝素引起的血小板减少症（避免使用普通肝素或低分子肝素）
	抗心磷脂抗体升高
	其他先天性或获得性易栓症
每项5分	卒中（<1个月）
	多处创伤（<1个月）
	择期下肢主要关节成形术
	髋部、盆腔或下肢骨折（<1个月）
	急性脊髓损伤（瘫痪）（<1个月）

表17-2　普通外科手术患者VTE风险分层

VTE风险	普通外科手术
非常低危	Caprini 0
低危	Caprini 1~2
中危	Caprini 3~4
高危	Caprini≥5

表17-3　普通外科手术患者VTE预防措施推荐

VTE风险	出血风险	预防措施
极低风险（Caprini 0）	—	早期活动，无须使用机械或药物抗凝措施
低风险（Caprini 1~2）	—	机械预防措施，建议使用间歇充气加压泵（intermittent pneumatic compression，IPC）
中等风险（Caprini 3~4）	不伴高出血风险	低分子肝素、普通肝素或使用IPC
中等风险（Caprini 3~4）	伴高出血风险	使用IPC
高风险（Caprini≥5）	不伴高出血风险	低分子肝素、普通肝素，建议同时使用机械预防措施，如弹力袜或IPC
高风险（Caprini≥5）	伴高出血风险	使用IPC，直到出血风险消失可启用药物预防
高风险（Caprini≥5）但对低分子肝素、普通肝素禁忌的患者	不伴高出血风险	磺达肝癸钠，小剂量阿司匹林，建议同时使用机械预防措施，如IPC
高风险（Caprini≥5）的腹盆腔肿瘤手术患者	不伴高出血风险	延长低分子肝素预防（4周）

（二）DVT术后预防具体措施

根据Caprini模型，减重代谢手术为中等风险或高风险，故推荐措施包含机械预防和药物预防。

1. 机械预防

①弹力袜：对于下肢DVT初级预防，脚踝水平的压力建议在18~23 mmHg（1 mmHg=0.133 kPa），也可以采用梯度加压弹力袜，给予不同部位不同的压力效果更优，如踝部18 mmHg，小腿14 mmHg，膝关节8 mmHg，膝上10 mmHg，大腿8 mmHg。此外过膝弹力袜优于膝下弹力袜。②间歇充气加压泵（IPC）：建议每天使用时间至少保证18小时。③早期下床活动。④物理预防联合使用：对于中高危患者，可在术中术后联合使用弹力袜和IPC。

相关禁忌证：

①弹力袜：腿部局部情况异常（如皮炎、坏疽、近期接受皮肤移植手术）；下肢血管患严重动脉硬化或其他缺血性血管疾病；腿部严重畸形；患肢存在大的开放性或引流管伤口；心力衰竭；安装心脏起搏器的患者；肺水肿；腿部严重水肿。②IPC：下肢DVT症、血栓（性）静脉炎或肺栓塞，其他禁忌证同弹力袜。

2. 药物预防

①普通肝素。5 000 IU皮下注射，2次/d。可在术前2小时开始给药。②低分子肝素。皮下注射，1次/d。不同的低分子肝素用于普通外科预防VTE的剂量有所不同，建议参照药品说明书给药。考虑出血风险，目前推荐术前12小时给药。以依诺肝素为例，对于VTE中等风险的普通外科患者，可术前12小时开始给予2 000 IU或4 000 IU皮下注射，1次/d。对于肥胖症患者，可能需要更大剂量的低分子肝素。③磺达肝癸钠。2.5 mg皮下注射，1次/d。术后6~8小时开始给药。与低分子肝素相比，磺达肝癸钠虽可进一步降低DVT风险，但同时增加了大出血风险，因此，不建议作为普通外科手术患者VTE预防的一线用药。

相关禁忌证：

①肝素类药物：活动性出血、活动性消化道溃疡、凝血功能障碍、恶性高血压、细菌性心内膜炎、严重肝肾功能损害、既往有肝素诱导的血小板减少症（HIT）及对肝素过敏者。②磺达肝癸钠：对磺达肝癸钠过敏，肌酐清除率<20 mL/min，除可用于有血小板减少症病史的患者外，其余禁忌证同肝素类药物。

六、其他减重术后DVT预防相关指南及其推荐

（一）ASMBS相关声明

ASMBS早在2007年就发表了一篇立场声明，声明中初步介绍了减重手术术后VTE的预防措施，肯定了尽早下床活动、持续压迫装置的使用以及药物预防的作用，但并没有对这些预防措施进行详细描述与使用指导。

2013年ASMBS更新了立场声明，其中介绍了VTE机械预防、化学预防以及IVC的使用，给出了一些指导性意见，但仍未有公开发表的减重手术预防VTE的指南。推荐包括：推荐机械预防给所有的减重手术患者；建议患者术后早期下床活动；机械预防和药物预防（推荐低分子肝素）结合使用，需考虑实际情况和出血风险；不推荐单独使用下腔静脉滤器，但可以作为机械或药物预防的补充措施；VTE大多发生在术后30天，可以考虑适当延长预防时间。

（二）ACE/TOS/ASMBS指南（2013版）

AACE/TOS/ASMBS 2013年更新的指南提道，减重手术术后预防VTE的措施包括持续压迫装置、皮下注射低分子肝素或普通肝素、早期下床活动；对于高风险的患者，如曾有VTE病史，在出院后应考虑适当延长预防时间；使用腔静脉滤器的并发症可能会带来风险，弊大于利；建议术前停用雌激素药物，否则可能会增加VTE风险；既往有DVT或肺源性心脏病患者，术前应常规行DVT评估。

（三）ACCP《静脉血栓栓塞抗栓治疗指南》

在第9版ACCP制定的指南中，由于缺乏相关减重手术随机对照实验的文献报道，因此相关预防建议是基于盆腹腔手术的随机对照实验报道的，具有一定风险，此外，也没有对减重手术患者延长预防的相关推荐，具体推荐见表17-4。

表17-4　ACCP指南推荐

VTE风险	出血风险	预防措施
中等风险	不伴高出血风险	药物预防（普通肝素或低分子肝素）或机械预防（持续压迫装置）
高风险	不伴高出血风险	药物预防（普通肝素或低分子肝素）和机械预防（持续压迫装置或弹力袜）

在上述已出版的指南中关于减重术后VTE预防的措施有一些共同点，他们都推荐早期下床行走和持续压迫装置的使用，并且都建议使用肝素预防，但他们同样在调整剂量肝素的使用和出院后DVT预防上表现出不确定性，对于腔静脉滤器的使用也不明确。

此外，虽然目前没有明确公认的评估减重手术术后患者VTE风险的工具，但是有一些风险因素需要引起注意，如既往血栓栓塞史、高BMI、高龄、静脉淤滞、长期卧床、血液高凝状态、激素治疗、肥胖低通气综合征、肺动脉高压、手术时间长、男性、开放手术等。

七、小结

所有减重手术患者DVT的风险评级都是中等或高风险，DVT严重威胁了患者的健康和生命。通过认识DVT的发病机制、临床表现，了解国内外相关指南以及先进的预防措施，可以大大降低减重手术术后患者DVT的发病率。由于前期对DVT的认识不足，我国术后DVT的预防与管理起步较晚，但相信随着我国减重代谢外科的迅速发展，关于减重手术患者围手术期DVT的预防策略也会逐步完善，有利于提高患者的生存率和生活质量。

（杜潇、程中，四川大学华西医院）

第十八章　减重代谢外科围手术期呼吸道管理

肥胖与代谢病患者的体质及体内代谢等多种情况不同于正常体重患者，多并有呼吸系统的一系列生理和病理的改变，如功能余气量减少、肺活量减少、吸气量减少等。睡眠呼吸障碍（sleep disordered breathing，SDB）可造成患者多器官功能受损，随着肥胖程度的增加，肺部并发症及由肺动脉高压引起的病变越来越重，使得患者的健康状态越来越差，严重影响患者的生活质量，大大增加了手术和麻醉的风险和病死率。科学的围手术期呼吸道管理是确保减重手术成功及安全的关键因素之一。因此，纠正睡眠呼吸障碍患者的睡眠低氧状态、提高患者对手术及麻醉的耐受性显得尤为重要，同时为术后呼吸道管理打下基础。

一、肥胖患者呼吸系统的病理生理改变

肥胖患者胸腹部堆积大量脂肪，肺的顺应性降低，且随着BMI的增长呈指数下降，膈肌升高，补呼气量（ERV）、功能余气量（FRC）、肺活量（vital capacity，VC）及肺总量（total lung capacity，TLC）减少，而闭合容量（closing capacit，CC）不减少反而增加，严重时功能余气量小于闭合容量，部分小气道提前关闭，部分患者在可静息状态下出现低通气量和高CO_2血症，即肥胖低通气量综合征（OHS）。

肥胖低通气量综合征也叫睡眠呼吸暂停综合征（sleep apnea syndrome，SAS），此综合征包括病态肥胖、白天嗜睡、低肺泡通气量、低氧血症、肺动脉高压、心室增大、心功能不全等。患者常于仰卧睡眠后出现舌后坠致上呼吸道阻塞，继而因缺氧及CO_2蓄积迫使患者苏醒而恢复呼吸，入睡后又再发生舌后坠，周期性发作睡眠呼吸暂停，使患者不得安眠，以至于出现白天嗜睡、注意力不集中、记忆力下降等特殊表现。

SAS的诊断标准为在连续7小时睡眠中发生30次以上的呼吸暂停，每次气

流中止10秒以上（含10秒），或平均每小时低通气次数（呼吸紊乱指数）超过5次，而引起慢性低氧血症及高碳酸血症的临床综合征。可分为中枢型、阻塞型及混合型。

二、减重外科肥胖患者常见呼吸系统并发症及原因

（一）常见呼吸系统并发症

气道阻塞：舌后坠、误吸，支气管痉挛，肺部感染（最常见），肺不张，肺水肿，肺栓塞，呼吸衰竭等。

（二）呼吸系统并发症的原因

（1）患者因素：年龄，患者存在肥胖、吸烟史、肥胖合并症（心功能不全、慢性支气管炎等），患者不敢、不会或无力咳嗽。

（2）麻醉因素：全麻抑制呼吸中枢，抑制呼吸运动，肺活量减少，小气道陷闭；抑制呼吸道黏膜纤毛功能，肺防御机制削弱；麻醉及气管插管后，气道分泌物增多。

（3）手术因素：手术时间，术后伤口疼痛等。

三、术前辅助检查

①呼吸的观察、肺部听诊；②血氧饱和度监测、动脉血气分析；③肺功能检查；④胸部X线片；⑤睡眠监测。

四、术前呼吸道准备

（一）戒烟

长期吸烟引起呼吸道分泌物增多，呼吸道黏膜长时间受到烟雾刺激，清除分泌物的能力降低，痰液易于沉积在呼吸道，长期吸烟还会引起肺功能降低，因此肥胖患者戒烟越早越好，术前要求戒烟2周，有咳嗽、咳痰者还需使用止咳化痰药物治疗。

（二）呼吸功能锻炼

训练患者控制呼吸的频率、深度和部位，改善通气和氧合，减轻呼吸困难症状，包括缩唇呼吸、腹（胸）式呼吸和用力呼吸。通过缓慢深呼吸增加肺活量，促进肺膨胀，消除肺泡陷闭，预防肺不张；通过有意识地控制呼吸比，有利于肺内气体分布，改善通气/血流比（V/Q），改善肺换气功能。

（三）练习有效咳嗽

有效咳嗽能排出呼吸道分泌物，患者取坐位，上身略前倾，缓慢深吸气后屏气几秒钟，声门紧闭，肋间肌收缩，膈肌抬高，腹壁内缩或自己用手按压上腹部收缩腹肌，然后张口咳嗽。有效咳嗽的方法包括暴发性咳嗽和分段咳嗽。

（四）防治呼吸道感染

患者如有痰，多且黏稠，术前1周应用抗生素和祛痰药物治疗，并使用雾化吸入使气道湿化，促进痰液排出，降低气道的高压反应性。雾化吸入可直接作用于呼吸道，局部浓度高，可同时湿化气道，且全身性吸收量少，毒性作用和不良反应小，安全性高。常用的是超声雾化吸入，患者最好取坐位，借重力作用使雾粒吸入细支气管、肺泡；指导患者缓慢深吸气；雾化吸入后指导患者及时咳嗽。

（五）有氧运动

大多数肥胖患者的肺活量都是减少的，特别是超级肥胖患者，走平路都会出现呼吸困难等症状，心肺功能较差。可鼓励患者术前进行三球仪训练、吹气球训练，练习走平路和扩胸运动等，增加低强度的有氧运动来改善心肺功能。可根据患者的BMI和各项检查结果，因人而异制订术前有氧运动的调理方案。

（六）无创呼吸机治疗

对于重度肺功能不全和重度睡眠呼吸暂停的肥胖患者，除以上措施外，还需要配合夜间无创呼吸机辅助呼吸，以改善患者的血氧含量。通过吸氧，可提高肺泡内氧分压和血氧含量，预防或纠正低氧血症，必要时行面罩吸氧。无创呼吸机可根据患者的情况选择CPAP或BiPAP呼吸机，在患者睡眠呼吸暂停时强制性保持咽喉部的气道通畅，从而消除呼吸暂停发生的可能。术前使用无创呼吸机1周，可减少患者睡眠呼吸暂停的次数，纠正患者的低氧状态，提高患者对手术的耐受性，大大降低并发症发生的风险。

使用无创呼吸机注意事项：

（1）设定适合患者的参数和压力水平；

（2）根据患者颜面形状的大小和胖瘦选择合适的鼻罩或鼻面罩，并按患者平躺时的位置进行调整，以不漏气为宜；

（3）避免呼吸面罩或鼻罩对患者的鼻翼造成医疗器械型压疮，使用过程中应多加观察，患者清醒时询问有无不适，也可在鼻翼两侧贴水胶体或者泡沫敷料进行预防性保护；

（4）使用呼吸机容易造成患者鼻腔黏膜干燥，应尽可能使用带加温湿化装置的机型；

（5）使用呼吸机时同时给予心电监护，重点监测血氧饱和度的变化；

（6）若患者使用呼吸机时血氧仍较低，可配合吸氧。

五、术后呼吸道管理

（一）呼吸功能评估

一般采用呼吸观察、肺部听诊、脉搏血氧饱和度监测、血气分析等方法评估患者的呼吸情况。术后密切观察患者的呼吸频率、节律和深浅度的改变，尤其是患者处于睡眠状态。

（二）体位护理

协助患者取半坐卧位或坐位，可改善其肺功能，减轻低氧血症。睡眠时协助患者采侧卧位以通畅气道，避免舌后坠。

（三）氧疗护理

患者术后返回病房，予经鼻导管低流量氧气吸入，一般以2~3 L/min的氧流量为宜，流量过高可使呼吸道黏膜干燥，分泌物硬结，流量过低达不到氧疗效果，经鼻导管吸氧时指导患者用鼻吸气。必要时使用面罩吸氧，并严密观察患者的精神状态和血氧饱和度的变化。直至血氧饱和度保持到基线水平及其生命体征平稳，方可停止吸氧。

（四）气道护理

术后3天内，常规予患者气道湿化治疗，促进痰液排出。气道湿化也可减轻患者因禁食及吸氧导致的呼吸道干燥，分泌物增多，黏稠等不适。鼓励患者进行深呼吸及有效咳嗽、咳痰，可增加肺活量，预防肺部感染与肺不张，改善全身血液循环，促进内脏功能恢复，减少腹胀和尿潴留的发生，促使腹部伤口的愈合。

（五）早期下床活动指导

术后早期下床活动可改善肥胖患者术后的肺功能，增加肺活量。患者术后当日，指导患者掌握床上翻身技巧和踝泵运动。患者在精神状态和体力允许的情况下即可下床活动。指导患者下床活动的方式方法，并告知预防跌倒的注意事项，在患者活动过程中需观察患者的耐受力，循序渐进地增加其活动量。

（六）术后镇痛

术前1天对患者进行疼痛知识宣教，教其学会使用数字评分法。术后患者如伤口疼痛评分≥4分，应及时给予止痛药。术后镇痛有利于肥胖患者进行自主咳嗽、深呼吸及早期下床活动，并可有效纠正其低氧血症，预防肺部并发症。

（七）无创呼吸机治疗

术前有使用无创呼吸机的肥胖患者，术后继续使用呼吸机辅助呼吸。术前未使用呼吸机的患者，术后出现血氧饱和度持续较正常值低时，也可根据实际情况使用呼吸机治疗，以改善肺功能，提高血氧饱和度。

（吴丽娜、高丽莲、余淑卿，暨南大学附属华侨医院）

第十九章　减重代谢手术术后营养管理

减重代谢手术已广泛应用于重度肥胖患者，对肥胖及肥胖相关疾病均起到较好的治疗效果。然而有证据显示，部分患者因营养物质摄入不足或不均衡，出现较严重的营养相关并发症，影响了手术效果。其实，多数营养相关并发症是可预防、可监测、可治疗的，术后需对患者进行有效营养管理，尽可能做到早预防、早发现、早治疗，从而避免术后出现严重的营养相关并发症，以最大化手术效益。

一、术后常见营养相关并发症

减重代谢手术改变了正常的胃肠道解剖结构或功能，导致营养物质摄入不足或吸收减少，术后容易发生营养缺乏。与限制性手术相比，吸收不良性手术发生营养相关并发症的可能性较大。术后营养相关并发症包括宏量营养素或微量营养素的单一缺乏或同时缺乏，宏量营养素包括蛋白质、脂肪和糖类，微量营养素包括维生素和矿物质。

（一）宏量营养素缺乏

蛋白质缺乏是术后最常见的宏量营养素缺乏，脂肪和糖类缺乏少见。有报道显示，术后蛋白质营养不良的发生率为18%。发生原因有：蛋白质摄入不足；对肉类食物研磨困难或对富含蛋白质的食物不耐受，造成消化不足；胃液、肠液、胰液等分泌减少导致蛋白质消化不良。此外，消化道部分切除后营养物质的吸收面积和吸收时间减少导致蛋白质经肠道丢失增加等。蛋白质营养不良的临床表现包括低蛋白血症、肌无力、水肿、脱发、皮肤皲裂、指甲脱落等。白蛋白浓度是评估患者蛋白质营养状况的主要实验室指标。

为避免术后发生蛋白质营养不良，术后应常规给予预防性补充，保证每日摄入60~80 g蛋白质，对于采用BPD–DS术式的患者还应在此基础上增加30%的摄入量，其中优质蛋白占总蛋白50%以上，并均匀分配到每餐中。对少数严重蛋白质营养不良患者，肠内补充蛋白质可能不能使蛋白质营养不良得到纠正，需住院进行肠外营养支持。

（二）微量营养素缺乏

术后在能量摄入不足的同时，人体必需的微量营养素也存在相对缺乏。常见的微量营养素缺乏有铁、钙、维生素D、维生素B12等，其他微量营养素缺乏发生率相对较低。

铁缺乏是减重代谢手术的常见并发症，多见于月经过多的妇女。术后铁缺乏主要与胃酸分泌减少和手术绕道近端小肠有关。胃酸可增加铁的溶解度、促进铁吸收的功能，术后胃酸分泌减少干扰了铁的吸收；铁吸收的主要部位是十二指肠，手术绕道近端小肠会进一步加重铁的吸收不良，最终导致铁缺乏和缺铁性贫血。铁缺乏的临床表现包括乏力、皮肤苍白、匙状甲、食冰癖、不宁腿综合征等。为避免铁缺乏的发生，术后应常规给予预防性补充。2018年《减重手术的营养与多学科管理专家共识》建议，每天摄入铁45~60 mg，并定期监测血清铁、铁蛋白、转铁蛋白、血红蛋白等指标。一旦确诊缺铁性贫血则应及时补充铁剂，可口服补充铁剂，每日补充铁元素的剂量为150~200 mg。在补铁同时可补充维生素C以促进铁的吸收；对于无法耐受口服铁剂或通过口服铁剂不能纠正贫血的患者可选择静脉补铁。除了铁剂补充，还要注意膳食中可吸收铁的补充，膳食中含铁较高的食物有肝脏、动物血、强化铁的食物等。

钙是人体内重要的矿物质之一，占体重2%，主要在偏酸性（pH<7）的十二指肠处被吸收，在小肠的其余部位也可吸收。钙只有以离子形式存在时才可被吸收，酸性环境可增加钙的吸收，因此，绕道近端小肠和胃酸分泌减少也是钙吸收不良的主要危险因素。维生素D是维持体内钙稳态的调节剂，主要在小肠吸收，绕道近端小肠和术后脂肪吸收不良可导致脂溶性维生素D缺乏。钙缺乏和维生素D缺乏的临床表现可不明显，也可表现为肌无力、肌肉疼痛、继发性甲状旁腺功能亢进、骨质疏松等。为避免术后钙和维生素D的缺乏，2018年《减重手术的营养与多学科管理专家共识》建议，每天常规补充钙1 200~1 500 mg（通过饮食摄取或以枸橼酸钙的形式分次给予），补充至少3000 U维生素D（治疗剂量的25–羟维生素D滴定至>30 μg/L），并定期评估血钙、骨密度、甲状旁腺和维生素D。对于术后出现骨质疏松等症状的患者，2013年《减肥手术患者围手术期营养、代谢和非手术支持临床实践指南》建议，在对钙缺乏和维生素D缺乏进行恰当治疗后，方可进一步接受二磷酸盐的治疗，因二磷酸盐的口服吸收率较低且有发生吻合口溃疡的潜在风险，故建议通过静脉途径给药。静脉用药剂量为：唑来膦酸5 mg每年1次；或伊班膦酸钠3 mg每3个月1次。在排除潜在吸收障碍和吻合口溃疡风险后，可口服二磷酸盐，用药剂量为：阿伦磷酸钠70 mg每周1次，利塞膦酸钠35 mg每周1次或150 mg每月1次；或伊班膦酸钠150 mg每月1次。

微量元素锌、硒、铜的缺乏发生率相对较低。2018年《减重手术的营养与多学科管理专家共识》建议，对于接受吸收不良型手术的患者，术后建议补充锌元素8 mg/d，并定期筛查锌元素，出现脱发、异食癖、味觉障碍及男性勃起障碍等症状的患者应考虑锌缺乏。术后无需对硒和铜进行常规筛查，而当患者术后发生不明原因的贫血、昏厥、持续腹泻、心肌病和代谢性骨病时，应进行硒缺乏的筛查；当术后出现贫血、中性粒细胞减少、脊髓神经病及伤口愈合延缓时应检查铜元素水平。术后铜的建议摄入量为2 mg/d，对于铜元素严重缺乏的患者，开始治疗时可静脉补充铜2~4 mg/d，治疗6天，后续治疗以及轻到中度铜缺乏可通过口服硫酸铜或葡萄糖酸铜3~8 mg/d治疗，直至铜元素水平正常及症状消失。

水溶性维生素包括维生素B1、维生素B12、叶酸和维生素C，其缺乏发生率较低，但由于其在体内储存有限，一旦缺乏时相关症状出现较快。Brolin等发现RYGB术后维生素B12缺乏发生率是12%~33%。维生素B12缺乏的主要原因有：胃酸及内因子分泌减少导致维生素B12吸收障碍；术后肉类及乳制品进食过少导致维生素B12来源减少；近端小肠或输入袢的细菌过度生长亦会促使维生素B12的缺乏。维生素B12缺乏的临床表现包括巨幼细胞性贫血、四肢末端的麻木刺痛、抑郁等。血清维生素B12水平不是一个反映机体维生素B12营养状况的良好指标，评估维生素B12最佳指标是测定血液中的同型半胱氨酸和甲基丙二酸水平。为避免术后发生维生素B12的缺乏，术后应预防性补充维生素B12。2013年《减肥手术患者围手术期营养、代谢和非手术支持临床实践指南》建议，切除胃下部的患者应每日口服补充1 000 μg或更大剂量的结晶维生素B12，每周1次滴鼻或补充500 μg维生素B12；定期复查血清维生素B12水平。若口服和滴鼻方式难以维持维生素B12水平，则可肌内注射或皮下注射维生素B12 1 000~3 000 μg，每6~12个月1次。

术后胃酸分泌减少和手术绕道近端小肠也会造成叶酸吸收不良，叶酸缺乏虽不像铁和维生素B12缺乏那么常见，但也是导致术后贫血的重要原因之一。对于育龄女性，叶酸缺乏必须在孕前及时发现并予以纠正，否则容易导致胎儿神经管畸形，因此术后应及时补充叶酸并坚持定期监测血清叶酸浓度。研究表明，每日补充包含400 μg叶酸的复合维生素可有效阻止术后叶酸缺乏的发生，提示从常规复合维生素中摄取叶酸通常足以预防叶酸缺乏。术后如果出现血清叶酸缺乏，应补充叶酸1 mg/d。

术后发生维生素B1缺乏的情况并不多见，但当患者术后出现持续呕吐、体重急速下降，或有酗酒、肾脏疾病、心力衰竭、脑病及需要肠外营养时，应高度重视并筛查是否存在维生素B1缺乏。维生素B1缺乏的早期特征是厌食、体重下降、便秘、脚麻痹及“针刺感”等，严重缺乏可能出现Wernicke-Korsakoff综合征（韦尼克-科尔萨科夫综合征）和心脏相关疾病。2018年《减重手术的营养与多学科管理专家共识》建议，术后应常规补充维生素B1，补充每日必需量的2倍。对于重度维生素B1缺乏（疑诊或确诊）的患者，应静脉补充维生素B1 500 mg/d，3~5天后改为250 mg/d，治疗3~5天，待症状消失再改为口服维生素B1 100 mg/d，直至危险因素解除。中度维生素B1缺乏患者可静脉补充维生素B1 100 mg/d，治疗7~14天。

脂溶性维生素A、维生素E、维生素K的缺乏少见，一般多见于术后经常发生脂肪泻的患者。维生素A缺乏可导致夜盲症、干眼症及蟾皮病等，血浆视黄醇水平是反映体内维生素A含量是否充足的方法。维生素A缺乏可口服补充，建议每天口服补充维生素A 5 000~10 000 IU直至维生素A水平正常。目前维生素E缺乏和维生素K缺乏的相关研究较少。2013年《减肥手术患者围手术期营养、代谢和非手术支持临床实践指南》建议，术后无需对维生素E及维生素K缺乏进行常规检测；对于接受吸收不良型手术的患者，术后应定期筛查维生素A缺乏；对于术后出现肝病、凝血功能障碍以及骨质疏松等疾病的患者，应考虑检测叶绿基甲萘醌（又称维生素K1）水平。

二、术后营养管理

有效的营养管理是避免术后营养相关并发症、改善术后各种不适以及保证手术治疗效果的重要环节，其目的是补充人体必需的营养，形成新的饮食习惯，尽早发现并治疗营养相关并发症，以期最大化患者手术获益。

（一）营养素预防性补充

为预防营养素缺乏，术后应进行预防性补充。2018年《减重手术的营养与多学科管理专家共识》建议术后营养素的补充原则如下。

1. 水分充足

建议每日摄入水分≥2 000 mL。

2. 蛋白质充足

建议每日摄入蛋白质60~80 g/d，对于行BPD-DS的患者应在此基础上增加30%。

3. 低脂、低糖饮食

尽量减少糖类与脂肪的摄入。

4. 微量营养素充足

术后常规服用多种维生素和微量元素制剂。RYGB和腹腔镜袖状胃切除术后早期（如3个月内），建议全部以口服咀嚼或液体形式补充多种维生素和微量元素制剂（2次/d），制剂应包含铁、叶酸和维生素B1，1 200~1 500 mg钙（通过饮食摄取或以枸橼酸钙的形式分次给予），至少3 000 U维生素D（治疗剂量的25-羟维生素D滴定至>30 μg/L），45~60 mg铁，并补充维生素B12以维持其水平在正常范围内。

（二）过渡性饮食指导

过渡性饮食目标是指提供营养物质以促进手术切口愈合，减少机体瘦体组织丢失，并逐步过渡到正常饮食。2014年《中国肥胖及2型糖尿病外科治疗指南》建议围手术期及术后膳食按照如下步骤进行：①术前24小时给予无糖、无咖啡因、低热量或无热量清流食；②手术日禁食；③术后次日可开始酌量给予无糖、无咖啡因、低热量或无热量清流食，每15分钟进清流食1次；④术后2天至3周予低糖、低脂、无咖啡因清流食，每15分钟进水1次，每小时予含热量清流食1次；⑤术后3周至3个月予低糖、低脂、无咖啡因半流质和软质食物；⑥术后3个月以上逐步添加固体食物，直至恢复正常进食。

（三）重建进食习惯

不良的进食习惯会使患者术后容易出现恶心呕吐、腹部绞痛等不适，给患者带来极大的痛楚。一旦患者养成良好的进食习惯，术后吸收不良及消化道症状发生率就会大大降低。因此，围手术期应对患者进行饮食教育，使其重建进食习惯，以达到改善患者术后各种消化道不适的目的。术后良好的进食习惯包括：①遵守少食多餐的原则；②细嚼慢咽，缓慢进食——每口食物咀嚼12次以上，每餐约30分钟；③避免过于坚硬、大块、粗糙的食物；④在进食后30分钟内不要饮用饮料，以防出现腹胀；⑤避免过度进食，进食过程中一旦感觉腹胀，应立即停止进食；⑥每天保证摄入足量液体，避免饮用碳酸饮料；⑦口服片剂或胶囊药物时尽量将其碾碎后再服用，以防堵塞吻合口。

（四）长期随访

术后长期按计划对患者进行随访是保证手术治疗效果的关键。建议对所有患者术后1、3、6、12、18、24个月进行规律随访，此后每年随访。营养随访内容包括了解膳食及膳食营养补充剂摄入情况、营养状况评估及实验室指标检测。膳食调查是获得患者食物和膳食营养补充剂摄入信息的最佳方法，可以帮助了解患者日常的食物选择、食物摄入以及营养素预防性补充情况。营养状况评估常用指标包括患者的体重、腹围、人体成分分析、营养缺乏病相应的特殊体征等；实验室指标包括血尿常规、血液生化、血清维生素与微量元素水平等，目的是评估营养摄入情况、减重效果以及是否存在营养物质的缺乏，以便及时调整营养治疗方案。术后具体营养随访项目见表19-1。

表19-1 术后营养随访项目[a]

	术后1周	术后1月	术后3月	术后6月	术后1年
营养和运动调查及教育[b]	√	√	√	√	√
体重、腹围、皮下脂肪[c]	√	√	√	√	√
呼吸、心跳、血压、体温	√	√	√	√	√
人体成分分析	-	√	√	√	√
血清维生素与微量元素	-	-	√	√	√
血、尿常规	-	-	√	√	√
生化	-	-	√	√	√
骨密度[d]	-	-	-	-	-
其他检查[e]	-	-	-	-	-

注：a“√”为术后不同时间必须检查项目，“-”为术后不同时间非必须检查项目,随访1年后除骨密度外均每年检查1次。b如需要，可增加次数。c每周至少自测1次。d每2年监测1次。e根据临床实际需要。

（五）术后常见营养问题

1. 早期倾倒综合征

早期倾倒综合征一般在餐后不久发作，以心血管症状和胃肠症状为特征。心血管症状包括头晕、乏力、出汗、面色苍白、心跳加速、呼吸深大，此时患者希望能立马躺下；胃肠症状包括上腹部不适、恶心、呕吐、腹泻等。这些症状在术后大量进食甜食时更易发生，其发生与胃排空过快有关，患者一般平卧10~20分钟，即可自然缓解。治疗上以饮食控制为主，很少需要手术治疗。饮食中应严格限制精制糖的摄入，因为精制糖水解为渗透性活性物质较快；可溶性膳食纤维在肠道中能够形成凝胶，与碳水化合物结合延迟食物排空，对治疗倾倒综合征有益，因此可以适当增加可溶性膳食纤维的摄入；倾倒综合征患者对蛋白质和脂肪的耐受性比糖类要好，饮食上可适当增加脂肪和蛋白质的摄入量，而糖类建议以淀粉为主，以增加患者对食物的耐受性；由于液体能够快速进入小肠，部分患者可能存在不能耐受饮食中的液体的问题，此时可通过选用较干的饮食来限制饮食中的液体总量，将液体补充放在两餐之间，且补充液体时不进食固体食物；此外，少食多餐及进食后立即躺下对减轻症状有利。

2. 低血糖综合征

低血糖综合征一般在进食后1~3小时发生，尤其是在大量进食糖类或在活动时出现。临床表现以心血管症状为特征，患者可能出现手脚发颤、出汗、头晕、心悸、四肢无力等症状，并有坐下或躺下的欲望，稍进食后即可完全消除。其发生与反应性低血糖有关，一般可通过营养管理加以预防。饮食上主要采用少量多餐，低糖饮食，减少精制糖的摄入，增加膳食中蛋白质的摄入量等营养原则对患者的膳食进行调整。同时教育患者认识糖类食物的大小和分量，从而有助患者实现对糖类的有效控制。

3. 腹泻与脂肪泻

腹泻多与胃排空过快，肠蠕动增强及胃肠消化吸收不良有关。脂肪泻多见于吸收不良性手术，其发生多因消化道改道使食物快速排出，致使胰腺、胆囊的分泌与食糜流动不同步，消化液和食糜不能很好地混合，从而影响脂肪的吸收。饮食上宜采用低脂、少渣、高蛋白、易消化膳食，在食物选择上建议采用渐进模式，首先选用少量复合糖类（如面包和谷类等）和低脂肉类（如鱼、虾等），其次选用少量蔬菜和水果，最后选用脂类食物。这种食物选择的渐进模式限制了加快肠道运转的食物、刺激液体分泌进入肠道的食物和可能导致肠道吸收不良的大量高渗性糖类的摄入。

三、小结

减重代谢手术作为肥胖和2型糖尿病的有效治疗手段已被广泛接受，但是术后营养相关并发症也会给患者带来极大风险。如何规避这些风险并最大化患者手术获益是我们需要关注的问题。因此，我们需熟悉术后可能出现的营养相关并发症，并建立跨学科之间的长期随访监测机制来对这些患者进行有效营养管理，以使患者获得良好的临床结局。

（徐冬连，南京医科大学第一附属医院）

第二十章　减重代谢手术临床资料数据库的建立与维护

数据技术与医学技术的融合正在使我们对于疾病的认识和治疗发生变革。对医疗数据的准确采集、充分分析和正确解读，能够使我们对疾病治疗有更深层次的认识，并帮助我们为每一位患者选择更加适合的手术治疗方案。这种个性化的医学模式可为我们优化临床治疗，显著降低术后并发症以及为减少修正手术的发生提供帮助。而此种技术的变革与应用，尤其会对肥胖及其相关慢性代谢性疾病的治疗带来很大进步和发展空间。

肥胖及相关代谢性疾病，已成为21世纪最重要的全球公共卫生健康问题。伴随着体内脂肪组织的大量、过量沉积，慢性全身性炎症反应参与了一百余种相关慢性疾病的发生和发展（如高血压、2型糖尿病、心血管疾病、血脂异常、睡眠呼吸暂停、骨关节病、某些肿瘤疾病等）。WHO最新数据报道，全球超重或肥胖的成年人约为21亿人（其中，超重者约为15亿人，肥胖者约为6.04亿人）。基于此，全球约有2 500万成年人符合美国国立卫生研究院（National Institute of Health，NIH）减重手术指征。而据国际肥胖与代谢病外科联盟（International Federation for Surgery of Obesity and Metabolic Disorders，IFSO）最新数据统计：截至2016年，全球减重与代谢手术量仅为634 897例。减重与代谢手术发展的主要瓶颈之一是临床医生和患者仍缺乏对手术本身有效性和安全性的认知，也与代谢外科医生缺乏对手术本身获益的认识和交流相关。而一个设计优秀且运行良好的数据库平台可帮助我们减少上述瓶颈的产生或克服这一瓶颈，通过数据库平台获取关于代谢手术所带来的临床疗效与健康获益的真实数据情况。

基于此，代谢手术数据库平台建立的目的在于：①收集来自不同中心/不同地区/不同国家代谢手术记录，统计患者群体的人口学信息、代谢手术的实践情况和医疗结果；②通过数据分析使代谢外科医生向患者提供更好、更适合的代谢手术医疗决策；③促进代谢手术的手术规范、技术推广和科学研究。

一、数据库的建立

（一）数据库建立方案的撰写

数据库建立方案应以代谢手术为立足点，进行前瞻性、观察性的方案设计，应包含以下几方面：①立项依据；②背景和意义；③拟基于数据库开展的研究内容和方向；④明确目标人群及纳入/排除标准；⑤收集指标及随访时间；⑥如有生物样本，应对样本种类、部位、数量、采集方法等作描述；⑦数据安全及管理措施；⑧知情同意书等。

（二）病例报告表的制定

基于临床研究方案，由临床医生、统计人员、数据管理员共同制定纸质版病例报告表（case report form，CRF）。CRF可将研究方案结构化、逻辑化、数据化。一份设计良好的CRF能为后期数据库的建立提高效率，应包含以下几方面：①封面，如版本号、受试者编号及姓名缩写、中心名称及编号、开始日期、记录人等；②填写指南；③研究流程图；④基线信息；⑤手术信息；⑥随访信息；⑦化验单粘贴处；⑧不良事件观察表；⑨审核说明等。

（三）伦理委员会审批

在完成研究方案、病例报告表、知情同意书等文案的撰写后，需提请本中心所在伦理委员会进行审批并取得纸质版批件。此外，建议在临床研究注册网站（clinicaltrial.gov）进行临床研究的国际注册，并取得注册号。研究开始前，所有人员均需接收并获得有效期内的药物临床试验质量管理规范（good clinical practice，GCP）证书。

（四）数据库的电子化

根据纸质版CRF，可基于数据库软件或电子化数据库平台（electric data capture system，EDC），将数据库进行前期拟建，并由数据管理员进行反复、多次试录入，以确认数据库的结构及逻辑。数据库的主要结构可由以下5部分组成：①术前信息（知情同意、患者基本信息、实验室检查）；②手术信息（术中情况、总计费用）；③术后随访（患者随访时间、随访方式、术后基本情况、常规实验室检查、术后特殊情况等）；④不良反应/严重不良反应

（不良事件观察表、严重不良事件报告表）；⑤末次随访（临床观察完成情况总结）。

二、数据信息的有效采集

临床诊疗质量决定数据来源质量。因此，为了保证临床诊疗质量的同质化，应在术前评估和手术操作两方面均做到标准化。以本中心为例，对医嘱尤其是入院医嘱制订标准化流程，以保证术前全面评估的同时，采集必要且充分的临床数据信息；此外我们发现，在从病历中截取临床信息的过程中，存在很多信息“未提供”的现象，这就很大程度上导致了临床信息采集的不完善，所以针对肥胖症患者特有的疾病特点，我们制订了医生工作指导说明，对病史要点等方面均做了明确的说明和要求，在保证临床病历质量的同时，确保临床信息得到充分采集。在手术操作方面，稳定的临床团队有利于手术操作技术的稳定和逐步提升，在手术操作中依据国际操作指南，建立手术操作规范，并对每台手术进行录像、整理、手术视频留存，用于手术部分的原始资料溯源，不断积累手术经验，提高手术操作技巧。

数据收集是启动临床研究的第一步，收集质量不可忽视。为了保证临床信息收集完善，可制订代谢手术患者临床信息采集表，由住院医生、个案管理师和手术医生共同填写并确认签字，基于此，结合医院管理信息系统（hospital information system，HIS）检查临床信息，共同完成纸质版CRF的填写，逐步摸索有效的数据信息采集模式，将数据采集融入临床工作中，且需避免“回忆录”式的数据信息填写。

三、数据信息的真实录入

（一）角色分类及权限

1. 负责人（主要研究者）

对于数据库内的所有录入数据均有读取、核查、导出分析的权利，并宏观掌握数据库的录入情况。

2. 数据录入人员、数据核查人员

分别设置单独的数据录入人员、数据核查人员。数据录入人员负责数据录入、答复质疑并修改错误，数据核查人员负责资质检查、原始资料核对并提出疑问。

（二）录入及核查过程

为保证数据录入质量，可采用双人背对背录入或第三方核查的方式完成。

1. 双人背对背录入

双人背对背录入即录入员与核查员“背对背”独立录入同一份病例，然后基于数据库的“核查”功能进行数据核查，依据“核查报告”对出现质疑或者不一致的地方进行原始资料溯源，最后对错误数据进行修改，一份临床资料才算完成录入。

2. 第三方核查

第三方核查即由一位录入员对病例进行录入，由第三方核查员进行一定比例或者全部核查，以保证数据信息录入的真实性和准确性。

四、质量控制

数据质量是数据平台的核心原则。需使用数据平台提供的字段进行数据录入，录入过程需尽可能地保证提供数据的准确性、完整性及稳定性。需填写受试者编码生成表，以确保能够随时进行原始数据的溯源。

质量控制可通过以下方面实现：①确保所有人员均接收并获得有效期内的GCP证书；②制定结构合理、简洁易填的病例报告表（CRF），对填写人员进行统一培训，规范书写及记录方式；③制订临床资料收集操作规程（standard operating procedure，SOP），包括患者入组、随访及数据录入的操作规程等；④采用“双核查”的方法，数据录入后系统首先核查，生成数据疑问表（data query form，DQF），答疑方能完成录入；逻辑核查后核查员再次核查数据准确性，如有问题溯源及时纠正错误，避免积压数据过多或时间过长造成的核查困难；⑤数据定期清理，包括漏缺数据检查、入选标准检查、逻辑性检查以及时间窗检查等；⑥定期召开数据情况总结会，汇报近期数据情况，及时解决存在的问题，必要时形成文字性报告备案。

五、数据管理及使用

（一）数据安全

患者及代谢外科医生可识别的个人数据不应在数据平台中保存。若由第三方网络科技公司搭建和维护数据库，该网络科技有限公司应承诺使用适当的技术和组织措施防止未经批准或非法处理的数据使用，并防止数据的意外丢失、销毁或损坏，确保在数据上传、保存过程中，保持数据的稳定性和可靠性。

（二）数据涉密

编写受试者编码生成表，患者编码是唯一可溯源编号，并记录在数据库。数据库中不涉及可追溯患者个人信息的字段，如姓名、住院号、联系电话等。

（三）数据备份

数据库应进行定期数据备份及原始资料存档，并遵循安全规程来保护存放的数据；同时，在研究过程中，所有文件管理者和研究者需严格遵守保密原则，签订保密协议。

（四）数据使用

如需使用数据，应锁定数据库，防止数据的改动，根据拟定的临床研究方案，进行数据库字段信息的提取、利用和统计分析。

六、结语

诚然，不同于一项具体的临床研究项目，数据库的建立与维护是一件需要多家中心共同探索、每一位同道为之努力的长期事业。数据质量是临床研究的核心，也是在实践过程中最难实现、最难核查的部分。但我们坚信，汇聚各方智慧和资源，逐步搭建并完善代谢手术数据库平台，将会有力提升代谢外科的学术影响力，进而为患者提供更好的代谢相关疾病外科治疗方案，造福广大患者。

（李梦伊、刘洋、王丽雪、赵凯鑫，北京友谊医院）

第四篇

减重代谢外科专科护理

第二十一章　减重代谢外科临床护理路径

肥胖，正逐渐成为全球最主要的健康问题之一。在过去30年里，全球范围内成人肥胖患病率增加了27.5%，儿童肥胖患病率增加了47.1%。研究表明，体重指数超过25 kg/m^{2}后，每增加5个单位，总病死率增加29%，血管病死率增加41%，糖尿病相关病死率增加20%。肥胖所带来的一系列并发症严重危害着人类健康，减重是其核心，许多患者由于难以坚持以及生理和心理上的原因，通过改变生活方式并无法获得持久的益处。减重手术可以改善严重肥胖者代谢和炎症状态，因而可持续减轻体重并改善与肥胖、代谢相关的并发症。减重代谢外科的发展仍处于初期阶段，缺乏严格的诊疗规范。临床路径的制定，需要医院主管医生对临床路径的医疗模式的肯定与全力支持。首先要有规范合理的路径选择；其次，成立多元化组织，共同设定临床路径的目标并拟定教育策略；最后，全力推行临床路径的医疗模式，并建立差异记录及分析的回馈系统。

一、临床护理路径定义

临床护理路径（clinical nursing pathways，CNP）是患者在住院期间的护理模式，是针对特定的患者群体，以时间为横轴，以入院指导、接诊时诊断、检查、用药、治疗、护理、饮食指导、活动、教育、出院计划等护理手段为纵轴，制成详细日程计划表，对何时该做哪项检查、治疗及护理，病情达到何种程度，何时可出院等目标进行详细的描述说明与记录。患者亦可了解自己的护理计划，主动参与护理过程，增强其自我护理意识和能力，护患双方相互促进，达到最佳护理效果。

二、减重代谢外科临床护理路径创新模式

个体化治疗对于减重患者来说至关重要，个案管理师的作用也就愈加凸显。个案管理作为减重代谢外科与国际化接轨特点之一，现可效仿日本提出个

案管理临床护理路径。该模式下可使护理标准化，以患者入院到出院期间每天的成效护理作为标准值。个案管理师需评价每天的护理效果是否达到预期目标，预测差异进行早期干预，以此对患者进行个案管理。个案管理者除了独立负责日常护理工作外，还要担负起个案管理的责任，所以要具有沟通能力、判断能力、情报收集能力等管理技能。

三、个案管理临床护理路径实施

个案管理临床护理路径实施工作从以下几方面进行。

（1）加强相关人员培训，强化个案管理模式，增强服务意识。

（2）优化服务流程，强化岗位责任。

（3）严格执行规章制度。

（4）加强团队文化建设，增强凝聚力。

（5）积极准备并试行临床护理路径。

（6）发现问题后及时进行多元化组织沟通调整。

四、临床护理路径的意义

临床护理路径作为一种医疗模式，可避免医疗资源的浪费，减少患者住院时因医护人员处理程序不同而产生的各种变异情况。首先，临床护理路径的实施，由于护理活动的程序化和标准化，临床护理路径可使护士由被动护理变为主动护理，不再机械地执行医嘱，而是有目的、有预见性地进行护理，有利于提高护理工作效率。临床护理路径作为一种先进有效的护理管理模式，可使护理工作者成为医院改革实践的先行者，为建立以患者为中心的医院而努力。其次临床护理路径可降低患者的医疗费用，缩短其住院天数。在标准的治疗程序实施过程中，可帮助患者加强对健康教育、所患疾病的了解，增强其自我保护意识和能力，使患者及其亲属主动参与治疗，并促使患者满意率上升。从各中心实施临床护理路径的经验来看，这种管理模式降低了医疗成本，提高了医疗资源的有效利用率，增加了医护之间以及医患之间的互动，可培养护士工作的自主、自律性，并可使医院进行多学科合作。同时由于临床护理路径的监控机制，可以保障医院护理管理的有效进行，增进各方之间的沟通，保证临床护理工作质量持续性改善。最后，临床护理路径的实施，可有效节约医疗成本，提高资源利用率，控制医疗费用的过快增长，同时可提供标准化的医疗服务，确保医疗质量。

（张晓微，中国医科大学第四附属医院）

第二十二章　减重代谢手术配合护理路径的建立与应用

我国成人体重超重率超过30%，而中度、重度肥胖者超过700万。南京医科大学第一附属医院减重代谢外科针对我国肥胖人群的肥胖类型，结合腹腔镜下胃癌根治术的手术经验，在原来克利夫兰医学中心操作流程的基础上形成了自己的特色手术流程，主要手术方式有腹腔镜胃旁路术（LRYGB）、腹腔镜袖状胃切除术（LSG）、腹腔镜袖状胃切除+空肠空肠旁路术（LSG+JJB），腹腔镜胆胰转流术+十二指肠转位术（BPD-DS）。术式多，难度大，不仅对手术医生、病房护士、个案管理师有较高的要求，对手术室来说也是极大的挑战，加之手术室护理工作本身具有强度大、节奏快及对专业技术水平要求高的特点，传统的经验管理模式已经越来越不适应手术室护理的快速发展。现代管理新理念——临床路径（clinical pathways，CP）可规范我们的医疗护理行为，使之更加准确。临床护理路径（clinical nursing pathways，CNP）能将减重手术常规、简单、琐碎及片面的护理配合工作转化为全程、多层次及全面的手术护理配合，能提高各个环节的护理工作质量，下面将对南京医科大学第一附属医院减重代谢外科的标准化护理路径做详细的介绍。

CP已经不是陌生的概念，在许多医疗机构被尝试用于改善服务和管理，CP是医生、护士和其他专业人员共同协作，针对某个诊断或者手术所做的最适当、有顺序性和时间性的照顾计划，以减少康复的延迟与资源的浪费，使服务对象获得最佳的照顾质量。CNP是将CP理论和方法应用于护理工作，是CP的护理部分，以减重手术配合为例，CNP以术前、术中、术后时间轴线为线索，将减重手术护理配合内容和患者疾病特点相结合，以表格的模式详尽表现出护理路径，既罗列出手术步骤，又清晰明确规范了洗手护士及巡回护士的行为，职责分明。南京医科大学第一附属医院手术室护士在临床路径指导下工作，准确又高效。而减重代谢个案管理师需要熟知临床路径，全方位了解减重患者住院期间所接受的照顾，从而可以针对性解答患者的疑问，解除患者疑虑，并在减重患者的招募工作中起到良好的作用；而减重患者也能在就医过程中得到最专业的咨询服务。

一、减重手术CNP设计思路

（一）设计目标

收集并分析减重患者疾病特点、手术的医疗过程资料，回顾性总结减重手术护理配合要点及难点，并致力于减重患者心理护理。由临床专家组组稿及监制。

（二）版式设计

为了与医疗病历表格保持一致，便于归档，临床护理路径表设计为A4纸格式，正反两面纵向连续印刷。

（三）设计原则

将护理工作内容目录化、电子信息化，预期结果可测量，以节省工作人员的时间为原则。

二、临床护理路径表的内容

减重手术临床护理路径表由术前访视、手术护理配合、术后回访3部分构成。表格的眉栏部分为患者的病区、床号、姓名、性别、年龄、住院号。以围手术期时间为轴线制成一个护理路径表，对预期目标进行详细而具体的描述，尽可能将手术护理配合行为设计成标准化管理的护理路径。

（一）术前访视

术前访视是一项需要手术室护士投入爱心、责任心、耐心的手术室护理工作，是手术室整体护理一个重要方面，是人性化与个体化服务理念在手术室护理工作中的重要体现。它要求护士不仅具备较强的业务知识和操作水平，还要具备较强的沟通能力。通过临床路径，构建全面、专业的术前访视单，使其护理更高效。在访视单的指引下，术前1日进行术前访视，通过查看病历信息了解患者基本资料、术前诊断、阳性结果、会诊记录等信息；通过与手术医生沟通了解减重手术患者病情，确定手术方案、术中特殊需求；通过和减重患者沟通全面评估患者既往史、手术史、过敏史、外周静脉情况、行动能力及自理能力，建立护患信任，并加以心理辅导式的轻松交流，告知患者大致手术流程，缓解其紧张情绪，做好术前评估与宣教，使减重患者以最好的状态准备第2天的手术。访视护士需完成术前访视评估单（见第十六章），为制订个性化护理计划做好前期工作准备。

（二）手术护理配合

1. 规范术前准备

（1）患者准备

手术室工勤人员电话通知减重中心病房，凭手术患者核对单接到患者，病房护士进行扫码核对，安全转运患者至手术室并做好电脑交接。

（2）环境准备

减重手术患者入室前做好术间卫生，层流至少工作30分钟，温度保持在22 ℃~24 ℃，湿度50%~60%，检查二氧化碳压力是否正确。

（3）用物准备

仪器准备：术前检查电动手术床，保证电量充足，使电动床处于良好的工作状态。备好腹腔镜系统，录像系统，超声刀或者能量平台和电刀，并备好其脚踏，吸引器2个。

器械与敷料的准备：准备剖腹包，剖腹被，手术衣，大碗，小开刀巾，胃减容器械包，36 cm LigaSure或者36 cm超声刀及手柄线（根据患者的具体情况准备45 cm超声刀头）、常规器械+胃减容腔镜器械，加长气腹针，加长肠钳，加长无损伤抓钳，肝档，矫正棒，勾线器或者蝴蝶针，核对高值耗材类器械的型号、数量，签名并妥善保管。

一次性使用物品的准备：大纱布、小纱布、腔镜锁边小纱布、11号刀片、保护套、吸引器、气腹管、抗菌手术薄膜、减重手术专用各型号穿刺曲卡、3-0可吸收线、2-0不可吸收线、皮肤缝合线、注射器、引流管和引流袋、无菌手套、术间温箱备0.9%氯化钠注射液1 000 mL。

2. 标准化护理流程——规范术中配合

（1）巡回配合

安全核查：安全将患者移至手术床，仔细核对患者信息，予其轻松有效的交流环境，多用治疗性语言，如安慰、支持、鼓励等，减重手术的患者都比较敏感，应避免伤害性语言，如讽刺、嘲讽等。腕带二维码扫码核对，及时准确利用电脑交接。

开放静脉：减重手术患者体重指数大，皮下脂肪较厚，静脉不易显露。巡回护士应选择合适的血管，并针对选择的血管选择合适的留置针型号，以45°角进针，见回血放平进1 cm置软管，妥善固定，调节输液速度，注明置管日期、置管人签名。成立静脉穿刺小组，针对困难静脉，小组成员同时寻找静脉，提高静脉穿刺成功率，缩短穿刺时间。

安置体位：患者取平卧位，为提高患者的舒适度，南京医科大学第一附属医院减重代谢外科取头高脚低、双手臂外展的“十字位”。手术患者是医院内发生压疮的高危人群。我们要保证床单整齐、干燥、无皱褶，拉平患者衣物，松腰带褪至膝下，以减轻斜坡位带来的摩擦力和剪切力；枕后置头圈，双上肢外展<90°，避免损伤臂丛神经；腘窝下置圆滚硅胶凝垫抬高10°，以减轻对腓总神经的压迫；保持所有关节为功能位，不能空虚，使用软布、硅胶凝垫或者脱脂棉加以保护，并用硅胶小U型垫，使足跟悬空，足尖尽可能垂直；腿固定带下用软布或硅胶凝垫加厚固定于膝关节上方10 cm，必要时两条约束带分别于膝上及膝下10 cm固定，避免关节及神经受压，约束带松紧程度以可伸进一平掌为宜，避免约束部位皮神经受损；注意棉被遮盖保暖，保护患者隐私；体位安置后检查患者皮肤是否与床的金属部件有安全距离，严格预防术中电灼伤。

仪器设备管理：腹腔镜系统和录像系统分别立于患者头部左右侧，电外科设备性能完好，布局合理，定点放置，处于备用状态。以二氧化碳作为气腹，气腹压力调节至15 mmHg。术中调节手术床，床头抬高20°~30°，术后及时放平手术床，尽量减少头高脚低位给皮肤带来的剪切力及摩擦力。

电子病历书写与资料维护：严格执行无菌用品清点制度，认真完善手术护理清点单、手术安全核查表、交接单，做到准确、及时，核对高值耗材，术后打印后再次确认无误后夹于病历中。

术间管理：密切配合手术操作，严格执行无菌技术，做好术间管理、突发事件的应急工作及各单元沟通协调工作。

术后处理：术毕检查患者皮肤是否受压，贴好各引流管标识，穿好病员服，麻醉师喊口令，利用过床易采取6人搬运法将患者安全移至专用转运床，并迅速送至麻醉恢复室。与洗手护士一起做好手术间的整理清洁工作，对设备进行擦拭和保养，及时加盖摄像头的防尘帽，顺势盘绕各线路、归位并做好登记。

（2）洗手护士的配合

提前15分钟洗手，整理无菌台，正确组装腹腔镜器械并检查其功能和完整性，按使用顺序整齐摆放并与巡回护士一起清点。

协助术者铺巾贴膜，严格执行无菌操作，与巡回护士连接光纤、摄像、气腹管道、电凝钩及超声刀导线或血管结扎系统LigaSure手柄线，并进行调试。

术中应管理好每一件器械，摆放有序，及时收回用过暂时不用的器械；用0.5%聚维酮碘（碘伏）纱布擦镜头，有效防止镜头起雾；认真观察术野，密切配合，根据情况积极主动并灵活准确地传递手术器械；加强对缝针和入腹腔内的锁边小纱布的管理，做到针不离针持、眼不离针，铭记于心。及时提醒术者将其取出，并检查其完整性。关腹前后与巡回护士仔细清点无菌物品数目。

器械处理：术毕仔细清洗、检查器械是否完好，清点无误后，整理并打包，填写器械交接二联单，通过污物通道将器械安全、完整、及时地送达供应室，若有紧急待用的器械应与供应室电话联系并在二联单上标注。

以胃旁路手术中的护理配合为例，重点介绍减重护理路径应规范哪些内容（表22-1）。

表22-1　减重代谢手术护理路径表

病区：　　床号：　　姓名：　　性别：　　年龄：　　住院号：

项目	减重手术皮肤护理流程	质量标准	分值
术前访视	1. 术前1日，访视护士阅读病历，与术者沟通，了解患者基本病情，手术方式	信息准确，完整	5
	2. 访视护士入病房，用3种方式核对患者	核对无误，符合规范	5
	3. 与病房护士床边交接患者基本情况及特殊情况	交接清楚	5
	4. 评估患者皮肤、静脉等术前准备情况，并进行健康宣教	评估仔细，填写准确	10
	5. 与患者沟通，评估患者心理状态，缓解不良情绪	有效沟通，心理护理	4
接患者	6. 手术室提前通知病房做好术前准备	提前通知，信息准确	4
	7. 工勤人员携带“接手术患者核对单”、手术患者过床板、减重手术专用转运床	核对单无误，转运床状态良好	3
	8. 工勤人员与病房护士共同核对“接手术患者核对单”，扫码核对，完成电脑交接	共同核对，交接清楚	5
	9. 工勤人员与病房护士利用过床板协助患者安全移至减重手术专用转运床	过床板使用正确，患者安全	3
接入手术室	10. 调节转运床使患者上半身抬高30°，腘窝利用软枕将髋关节屈曲抬高30°，拉紧护栏，注意保暖	患者安全舒适	5
	11. 与等待室工勤人员交接核对并及时悬挂手术号码牌	核对正确，悬挂正确	2

续表22-1

项目	减重手术皮肤护理流程	质量标准	分值
入手术间	12.巡回护士按“手术患者核对单”逐项核对相关信息，交接携带物品	核对正确，签名及时、清楚	2
	13.将患者安全移至手术床并再次评估患者皮肤情况，核对交接信息，工勤人员取走手术间号码牌	评估正确，交接及时	10
术中	14.安置体位（参考减重体位摆放标准） 15.防止医源性皮肤损伤 （1）正确使用胶布和贴膜 （2）监护设备使用正确，及时揭除电极膜和负极板 （3）妥善固定各种导管，勿压于皮肤下方 （4）术中严密观察	体位垫准备齐全，体位安置规范，约束带使用正确，隐私保护得当，术中观察严密，患者安全、舒适，无损伤	10
术后	16.术后即刻、30分钟观察皮肤情况，如实填写“手术患者皮肤护理记录单”，患者穿好病员服，注意保暖。如患者出现皮肤损伤，应积极采取皮肤护理措施，必要时随访	术后及时评价并如实填写记录单	10
入恢复室	17.正确使用过床板，将患者安全移至减重专用转运床，送至恢复室，巡回护士与麻醉护士交接皮肤情况，并完成手术患者电脑交接单	交接清楚及时	8
送回病房	18.工勤人员与麻醉师将患者安全送至病房，再次使用过床板将患者从转运床安全移至病床，病房护士按照手术患者交接单检查患者皮肤情况，必要时巡回护士与病房护士床旁交接，并进行随访	检查患者皮肤状况，交接清楚	3
评价	19.美国国家压疮专家组（NPUAP）[①]和欧洲压疮专家咨询组（EPUAP）[②]2016年压力性损伤分期评价标准	分期正确，及时反馈	2
术后回访	20.术后1~3天内访视护士了解患者恢复情况，切口愈合情况，皮肤情况，进行心理护理、健康教育。重点关注有无并发症	充分评估，健康宣教	4
	21.与患者愉快沟通，征求意见建议	有效沟通	4

注：①NPUAP，National Pressure Ulcer Advisory Panel；②EPUAP，European Pressure Ulcer Advisory Panel。

3. 术后回访

围手术期护理是一个动态的、认知的、行为的、技术的过程，南京医科大学第一附属医院减重代谢外科致力于提供术前、术中、术后的优质护理服务，如何形成闭环，进行连续性的护理，术后回访是不可或缺的一部分。南京医科大学第一附属医院减重代谢外科通过术前访视了解患者基本情况，充分评估患者心理、生理、社会支持等情况，制订个性化护理计划，通过介绍手术室环境、手术室注意事项、麻醉要点，减轻患者术前的焦虑和恐惧心理。术后访视工作内容则是对已进行术前访视的患者术后1~3天进行回访，了解患者恢复情况，切口愈合情况，皮肤情况，术后情况和有关并发症，进行心理护理、健康教育并征求患者意见建议等。护士应认真填写术后回访单，并视情况而定，及时增加随访次数。

南京医科大学第一附属医院减重代谢外科旨在通过术后回访，及时解决患者问题，提高减重代谢手术患者就医满意度，让减重患者感受到整个团队的温暖与爱护。同时，也能及时接收到减重手术患者的反馈信息，汲取宝贵意见及建议是持续质量改进一个重要举措。

三、临床护理路径表的使用

（一）使用方法

减重手术护理路径表是根据围手术期标准护理计划为减重患者所设定的护理路径表，手术室护理人员必须遵照护理路径认真执行所规定的内容，执行后签字，患者出院后汇总，由减重护理组组长存档，由减重医疗组、病房护理组及手术室护理组执行监督并及时提出优化意见，由护士长进行考核，确保护理路径实效性。

（二）试运行后的全面推行

制定临床护理路径表后，通过试运行，经科主任、护理部通过后，减重手术护理路径正式全面推行。南京医科大学第一附属医院减重代谢外科自实施CNP以来，手术患者满意度提高，患者表示手术室护士服务周到，术前紧张情绪得到缓解，对术后复苏表示满意；轮转护士表示护理配合程序化、有条不紊，学习曲线缩短，护理质量明显改善；手术医生表示标准化管理更加利于手术安全。

（三）减重手术护理路径的优化

在执行减重手术护理路径过程中出现偏离标准路径时，应记在变异记录一栏。路径组成员应及时将路径表进行归类、总结，并组织讨论变异栏内反映问题出现的原因及解决方案，及时对路径表进行优化。

四、总结

护理路径的实施，使医护人员从患者角度出发，优化手术流程，规范手术室护理行为，提高服务质量和效率。实现了医疗护理活动的程序化和标准化。在路径表上各专业组工作人员所要做的事情一目了然，临床路径中的各项服务项目均按程序进行，避免了过去由于护理人员工作繁忙而可能出现的对患者护理的近似差错，同时也避免了由于个人水平、能力不同而造成的护理缺陷。护理路径的实施，充分调动了手术患者的主观能动性，患者预先知道要接受的照顾，事先了解有关手术的种种问题，自己应该怎样与医务人员配合，有效地减轻了患者的焦虑情绪，同时得到优质而安全的服务，提高了手术患者的满意度。应用临床护理路径表实施手术配合，促使护理人员主动与患者沟通，满足了患者的健康宣教需求，并缩短了学习曲线，护理人员临床实践能力快速提高，手术配合更高效。此外，在新护士带教中我们也发现在减重手术护理路径表的指导与规范下，学习曲线大大缩短，手术配合中摒弃了一些不必要的操作，建立了良好的手术环境，从而预防了不良事件及手术并发症的发生。护理管理者也通过临床护理路径表进行全程质量控制，促进了护理质量的提高。

（张海伟，南京医科大学第一附属医院；王洁，南京市第二医院）

第二十三章　减重代谢外科手术的护理要点和护理难点

根据2016年WHO报告显示，全球超过39%的成年人超重，其中，约13%为肥胖人群。2014年，我国病态肥胖人数仅次于美国。肥胖在诸多慢性病如高血压、2型糖尿病的发生发展中扮演重要角色，已成为威胁我国居民生命健康的重大公共卫生问题。对于病态肥胖人群而言，饮食、运动等生活方式的改变并不能有效控制体重，减重代谢手术被认为是治疗重度肥胖及其合并症的最有效方法。目前常用的手术方式包括袖状胃切除术（SG）和胃旁路术（RYGB）。随着减重代谢手术的快速开展，涵盖术前、术后及延续性的护理在降低手术并发症、保证减重效果以及改善患者预后等方面的作用也日益显著。因此，本章节将就减重代谢手术的护理要点和护理难点进行介绍。

一、术前护理

（一）术前评估

全面评估患者的健康状况，评估内容包括心肺功能、甲状腺功能、内分泌功能、胃肠道功能、心理状况等。肥胖患者常在社会交往中缺乏自信，影响其在社会中正常的交往状态，患者内心的负担过重或性格过于内向。因此，护理人员应评估患者是否出现担心、害怕心理，并给予针对性的心理护理，帮助患者树立勇气和信心，积极配合手术的顺利完成。术前评估的详细指标见表23-1。

表23-1　术前评估指标

术前检查项目	推荐	可选择
体格检查	√	–
糖尿病相关项目	√	–
心血管疾病相关项目	√	–
肥胖相关高危因素筛查	–	√
常规激素水平	–	√
性激素水平	–	√
术前营养评估	√	–
消化道及影像学检查	√	–
心理评估	–	√
MDT讨论	–	√

（二）血糖管理

对于合并T2DM的肥胖患者，应监测其空腹、餐前、餐后2小时、睡前血糖，在内分泌科医生指导下给予口服药物或胰岛素控制血糖；建议术前24小时停用格列酮类、格列奈类和二肽基肽酶4（dipeptidyl peptidase-4，DDP-4）抑制药；术前应将患者的随机血糖控制在12 mmol /L以下，以降低手术并发症的发生率。

（三）血压、血脂管理

对于合并高血压、高血脂的患者，应动态监测其血压和血脂水平，遵医嘱用药。

（四）OSAHS管理

对于术前合并OSAHS的患者，建议监测其血气变化，夜间可予呼吸机改善其氧供。

（五）术前准备

患者在手术前需要进行自身准备。①饮食准备：术前2周进食低热量、流质或者半流质的饮食，如水、果汁或者豆浆等；②吸烟患者在术前须戒烟；③完善各项辅助检查，如实验室检查、胸部正位片等；④向患者解释手术的过程及患者需配合的事项，告知其手术风险以及术后饮食方式、生活方式的改变等，通知患者签署手术知情同意书；⑤按腹部手术范围备皮，应用松节油及75%乙醇清洁脐部；⑥术前8小时禁食、4小时禁饮。

二、术后护理

（一）一般护理

①术后予心电监护持续监测患者血压、脉搏、呼吸及血氧饱和度，经鼻给予低流量吸氧，密切观察患者的呼吸节律、深度，防止睡眠窒息发生；②指导患者术后避免采取仰卧位，以保持呼吸道通畅，若患者在夜晚睡觉时呼吸暂停的时间过长，则立即叫醒患者；③注意观察患者有无恶心、呕吐症状，发生呕吐时嘱患者头偏向一侧，必要时遵医嘱予止吐药；④动态评估疼痛情况，评分≥4分时告知医生予以止痛处理，并安抚患者情绪，转移其疼痛感；⑤指导患者有效咳嗽、咳痰；⑥做好管道护理，术后留置尿管和腹腔引流管各1根，保持管道通畅，密切观察引流液的量、颜色和性质，术后第1天拔除尿管和腹腔引流管。

（二）术后并发症的护理

①出血：密切观察患者伤口敷料的渗血情况以及尿量、血压的变化。叮嘱患者咳嗽、翻身时动作温柔，上厕所时勿屏气增加腹压；②深静脉血栓：动态使用Caprini评分量表进行深静脉血栓风险的评估，观察患者下肢皮肤颜色、温度等，卧床期间指导患者床上多翻身、踝泵运动，给予气压泵治疗，术后第1天鼓励患者下床活动，告知患者改变体位时需采用起床三部曲；③吻合口漏：观察患者术后是否出现高热、腹胀、腹膜炎等吻合口漏或破裂的临床表现，确诊发生吻合口漏后，应及时给予禁食、胃肠减压、抑酸、抗感染、营养支持等保守治疗，治疗无效时需协助医生做好手术准备。

（三）血糖管理

糖尿病患者术后停用胰岛素等降糖药，常规监测血糖，每4小时1次，餐前血糖应控制在5.6~7.8 mmol/L，随机血糖不超过10 mmol/L，若超过上述标准，应及时汇报医生，遵医嘱予胰岛素等降糖治疗。

（四）血压、血脂管理

术后早期患者应避免使用利尿药，建议尽可能避免使用已知对体重不利的降压药物，术后应定期监测血压。另外，术后不建议立刻停用降脂药，建议定期随访血脂水平及评估心血管风险。

（五）OSAHA管理

术后可继续进行持续气道正压通气（CPAP）或双水平气道正压通气（BiPAP）治疗，在五官科或呼吸科医生指导下调整CPAP、BiPAP用量或重新进行睡眠呼吸监测。

（六）饮食护理

患者手术当日禁食、禁饮，术后第1日晨可开始饮水，饮水量不少于500 mL，术后第2日饮水量1 000~1 500 mL，术后第3日不少于1 500 mL。每日0:00~8:00、8:00~16:00、16:00~24:00 3个时间段的饮水量按照总饮水量的6∶3∶1的比例分配。

（七）出院指导

1. 饮食指导

饮食原则：①饮食进展应采取渐进式阶段饮食方式，依次为清流→流质→半流质→软质→固体食物；进食速度宜放慢，每餐进食时间为半小时；宜少量多餐，细嚼慢咽；②每天至少饮用6~8杯水（1 500~2 000 mL），以预防脱水及便秘；出院后开始口服复合维生素，每日早上和下午各1片；术后第8天开始口服蛋白粉，每天60 g（蛋白质）可分为5~6次放入水、汤等液体中服用，1个月后根据复查结果调整每日补充蛋白粉和复合维生素的量，并遵医嘱定时服用；1个月内所有药片需磨碎用水送服；③避免食用浓缩的甜食（如糖、可乐、蛋糕、冰品等）；避免高油食物，可预防呕吐及体重增加；进食时，避免喝水和喝汤，可在两餐间或餐后30~45分钟再摄取水分；术后3个月内不宜摄取冰水、咖啡、茶类、酒精类等刺激物；④注意事项：当摄取食物量大于胃容量（120~240 mL）时会呕吐或不舒服，若感觉不适或呕吐时，应避免再进食；若食用的食物适应不良，可暂恢复至前一阶段的食物，如清流或流质或软质食物，为期约1周；⑤饮食进展原则如表23-2所示。

2. 活动指导

患者每日活动时间和强度需根据身体状况决定，出院后第2天即可恢复轻

表23-2　饮食进展原则

时间	术后第1天	术后第1~4周	术后第5~6周	术后第7~12周	术后第12周后
饮食类别	禁食或禁饮	清流质饮食[a]	流质[b]及半流质饮食	软质饮食[c]	低热量均衡饮食[d]

注：a清流质饮食：食物选择为白开水、过滤清汤，2周后可喝过滤不加糖的果汁少许（加水按1：1稀释），出院3天后可喝去油鸽子汤、鱼汤等。水分摄取：试着小口喝水及清流食物，约每小时饮用水120 mL。禁止大口的狼吞虎咽，以避免胀气、呕吐等现象发生。b流质饮食：食物选择为低脂、低糖、低纤维绞碎过滤的食物。可选择去油清汤、米汤、过滤的果汁、米浆、薏仁浆、豆浆、牛奶。热量摄取：热量摄取约550~700 kcal，蛋白质摄取量100 g。水分摄取：约每小时饮用120~180 mL水。每天至少饮用6~8杯水（1 500~2 000 mL）。注意事项：食物及饮料的选择会影响体重减轻，尽管进食液态食物的量少，但若为高热量食物，体重减轻仍不理想，反之，若摄取极低热量液态食物，而蛋白质食物摄取不够，则易影响身体健康，降低免疫力，容易有脱发等现象发生。c软质饮食：食物选择以低糖、低脂、高蛋白食物为主，详见表23-3。热量摄取约550~800 kcal，蛋白质摄取量120 g。水分摄取：约每小时饮用120~180 mL水。每天至少饮用6~8杯水（1 500~2 000 mL）。d低热量均衡饮食：需依个别患者对食物之耐受程度逐一加减进食量，热量摄取可循序渐进至1 200 kcal，蛋白质摄取量100 g。

表23-3　软食参考

食物类别	可食	忌食
主食类（淀粉类）	所有精致煮熟或即食的主食类	含有核果、种子、麸皮的面包或其他主食类、全壳类食品
蛋、豆、鱼、肉类	（1）嫩的或绞碎的肉类，包括鸡、猪、鱼、牛、羊 （2）豆腐、豆花 （3）利用煮、蒸、炖等方式制备的蛋类	（1）煎、炸的肉类，腌制烟熏或加工的各种肉类 （2）生食或用煎、炸方式制备的蛋类
奶类及其制品（起司及优格）	低脂或脱脂鲜奶、无糖布丁、无脂低糖优格、低脂或无脂起司	全脂牛奶、全脂起司、全脂高糖优格
水果类	所有果汁，罐装及软质去皮、去籽的水果，如香蕉、木瓜、苹果泥	含高纤维之生水果
蔬菜类	煮熟或绞碎之低纤维瓜类及嫩叶类等	强味及高纤维之蔬菜
油脂类	全部避免	所有未碾细之核果、种子类

体力的日常工作。每日应散步1个小时，每周快走至少3~5天（<30分钟/次）。术后2周可选择骑车。术后2~3个月，散步1小时/天或快走45~60分钟/天，至少5天/周。45天以后可选择游泳，尽量不选择慢跑。运动量详见表23-4。

表23-4 运动强度及频率参考

时间	强度	频率
1~6周	低强度，最高心率[a] 50%~60%	中等强度有氧运动[b]30 min/d，有氧运动频率由3天/周逐渐增加至5天/周，上下肢力量训练[c]2~3天/周，建议频率为隔天1次，不建议开始腹部针对性训练
7~12周	最高心率60%	有氧运动45~60 min/d，力量训练20~30 min/d，有氧运动频率为5天/周，全身性力量训练2~3天/周，不建议开始腹部针对性训练
3个月	中等强度，最高心率55%~70%；高强度，最高心率70%以上	有氧运动45~60 min/d，力量训练20~30 min/d，有氧运动频率5~7天/周，全身性力量训练3天/周，可开始腹部针对性训练

注：a最高心率=180−年龄（体质较好）；最高心率=170−年龄（体质较差）。b有氧运动指走路、骑车、慢跑、游泳、跳舞（慢）、乒乓球等。c上肢力量训练指针对上肢不同的肌肉力量训练，如利用弹力带或哑铃进行上举、扩胸、侧平举、后举等上肢训练，或者使用拉力器，针对上肢不同部位的肌肉进行力量训练。下肢力量训练方式为两脚分开与肩同宽，双手背后放在腰间，抬头、挺胸，慢慢蹲下（注意膝关节不能超过脚尖），慢慢站起来；也可选择太极拳等。

3. 用药指导

患者术后常规服用护胃药、复合维生素、钙片等药物，护士应指导患者了解服药时间、次数、剂量，并告知其重要性。患者若有腹痛、胃酸反流等不适时需及时就诊。出院后需口服复合维生素（术后1个月内药片磨碎后用温水化开口服；咀嚼片含化，不需要磨碎），早晚各1片。

4. 伤口护理

指导患者保持伤口干燥，常规每2天用聚维酮碘（碘伏）消毒1次，不可太勤。一旦发现伤口出现红肿、热痛、流脓的现象，或发热、伤口发臭，需及时到当地医院就诊，也可咨询个案管理师。伤口无特殊情况即可洗澡，沐浴前更换防水贴保护伤口。

三、延续性护理

出院前应由个案管理师为患者建立专人延续随访档案（表23-5），指导患者按照复诊时间（术后1个月、3个月、6个月、9个月、1年、1年半、2年）定期复查，2年后每年定时复查，在随访时间节点前1周会通过电话或微信等方式提醒患者，并告知随访流程。复查当天，根据患者术前情况安排随访检查项目，并记录基础资料，评估患者术后有无呕吐及胃酸逆流、便秘、脱发等术后

表23-5　专人延续随访档案

项目名称	复诊时间				
	术后1月	术后3月	术后6月	术后9月	术后1年
营养和运动调查及健康教育	√	√	√	√	√
体重、腹围、血压、全身脂肪分布检测	√	√	√	√	√
血常规	√	√	√	√	√
生化（肝肾功能电解质）	√	√	√	√	√
血糖	√	√	√	√	√
糖化血红蛋白（糖尿病患者）	—	√	√	—	√
空腹血清胰岛素+C肽	—	√	√	—	√
糖耐量试验（糖尿病患者）	—	—	√	—	√
维生素B12+叶酸	√	√	√	√	√
维生素D	—	—	√	—	√
甲状腺功能	—	—	√	—	√
铁蛋白、血清转铁蛋白	—	—	√	—	√
尿常规+沉渣定量组套	√	√	√	√	√
胃镜、肝胆胰脾彩超	—	—	—	—	√
其他	—	—	—	—	—

并发症；饮食习惯和运动习惯是否合理；生活模式改变情况；出院药物有无定期服用等。根据检查结果对患者实施个性化的随访教育。个案管理师定期通过微信、电话等方式与患者保持联系，了解其术后日常生活作息及改变，及时做出相应指导。与此同时，家庭支持也是术后延续护理中必不可少的一部分，亲属要积极配合患者术后饮食的改变，鼓励患者，督促患者建立良好的生活方式，避免复胖。

（花红霞，南京医科大学第一附属医院）

第二十四章　减重代谢手术患者皮肤护理

随着中国肥胖人口的迅速增长，肥胖与相关的代谢综合征已成为严重的健康问题，对于重度肥胖治疗首选减重代谢手术已成为内科与外科的共识。中国的减重护理研究尚处于起步阶段，积累的经验较少。在临床护理过程中，肥胖患者的皮肤护理是值得我们医务人员关注的问题。

据南京医科大学第一附属医院减重代谢外科患者护理案例资料，皮肤共性护理难点为术前脐部的护理、黑棘皮症患者的皮肤护理、压疮的预防、术后切口的护理等。

一、术前脐部的护理

目前普遍使用的减重标准手术方式有4种：腹腔镜胃旁路术（LRYGB）、腹腔镜袖状胃切除术（LSG）、腹腔镜可调节胃绑带术（LAGB）、胆胰转流并十二指肠转位术（BPD-DS）。腹腔镜手术均会经过脐部，因此脐部的护理显得尤为关键。在临床护理中传统的备皮方式已难以达到术式对脐部清洁程度的要求。南京医科大学第一附属医院减重代谢外科在2015年制定了最新的备皮护理质量标准，将脐部护理作为备皮护理流程中的护理重点，内容如下。

（1）取清洁棉签1根，垂直90°轻轻测量脐孔，并做好标记。

（2）用刻度尺测量标记的长度并记录，测量方法正确。

（3）脐孔深度<2 cm：将蘸取免洗手消毒液的棉球于脐孔内擦洗3遍。脐孔深度≥2 cm，结痂成块：先将蘸取免洗手消毒液的棉球于脐孔内浸泡5分钟，待污垢软化后用棉球蘸取免洗手消毒液清除污垢，再用干棉球顺时针方向清洁脐孔。

（4）更换无菌棉球擦净脐孔内免洗手消毒液。

（5）用纱布擦拭脐部周围皮肤。

二、黑棘皮症患者的皮肤护理

黑棘皮样皮肤改变是一种较少见的皮肤病，其皮损特点为：局部皮肤色素沉着过深伴有绒毛状或乳头状增生，好发于腋下、颈部（颈后、颈侧）、腹股沟、肘前。发病机制尚不清楚，目前多数学者认为黑棘皮样皮肤改变与高胰岛素血症和血循环中胰岛素样生长因子增多有关。国外研究发现，伴有黑棘皮样皮肤改变与无黑棘皮样皮肤改变的儿童相比，体重指数（BMI）和体脂量明显增高、空腹血浆胰岛素水平增高、胰岛素介导的外周组织葡萄糖摄取率降低，提示前者具有更严重的胰岛素抵抗，更易出现2型糖尿病。

在临床护理工作中，护士对肥胖伴有黑棘皮症患者的皮肤需要进行全面的评估，观察黑棘皮部位的皮肤颜色变化，保持黑棘皮部位的皮肤清洁干燥，对于好发部位的皮肤皱褶处，可以使用少量生理盐水清洗，对于黑棘皮症严重的患者除了使用生理盐水清洗外可以少量涂抹赛肤润及造口护理粉予以局部保护。

三、压疮的预防

2009年，美国国家压疮专家组（NPUAP）和欧洲压疮专家咨询组（EPUAP）联合将压疮定义为：皮肤和皮下组织的局限性损伤，通常发生在骨隆突处，通常由压力或压力联合剪切力引起。危重症肥胖患者组织中脂肪多，血运阻力大，机体着力点承受体重压力大，导致组织缺血缺氧严重，长期卧床或翻身不彻底，局部组织受压过久，极易发生反应性淤血和硬结，形成压疮。

手术时间越长，局部受压组织处于低灌注或缺血状态的时间越长，从而导致压缩区皮肤温度降低和皮肤损伤。手术时间超过2.5小时便会产生压疮的危险因素，骶尾部是压疮的好发部位，因此行减重手术的患者为了预防压疮的发生，骶尾部予以泡沫敷料保护皮肤，术后予翻身枕协助翻身，防止皮肤长期受压。

极重度肥胖患者体质量大，翻身困难，容易在颈部、腹部、下腹部、会阴与大腿内侧之间形成皱褶，且出汗多，皱褶处容易糜烂和发炎，更易引起压疮或使压疮加重，造成皮肤护理难度增加。加强皮肤管理是临床中皮肤护理的关键。

皮肤护理注意事项：①颈部、腋窝、腹部、腹股沟及会阴部等部位的皮肤皱褶处，每天用温水擦拭2次，皱褶处涂擦爽身粉后予纱布或棉垫隔开，并定时更换，保持皮肤干燥；②每日用银离子抑菌药（汇涵术泰）清洁会阴部2次；③使用翻身枕协助患者翻身，翻身过程中协助叩背、检查皮肤，翻身前后全面检查患者皮肤及肢体摆放位置，保持肢体功能位。

四、术后切口的护理

肥胖患者抗感染能力低下易发生切口感染。机体内的脂类能够影响细胞膜磷脂酸的构成，进而影响淋巴细胞的功能；脾细胞内亚油酸的水平与受体链的表达及细胞增殖指数呈负相关，这些说明脂肪组织可以对免疫功能肥胖细胞的数量、种类及功能产生影响。

病态性肥胖患者是术后切口裂开、延迟愈合的高危人群，合并糖尿病的患者，机体免疫功能降低，皮下脂肪肥厚，使伤口感染的发生率增加。全面的入院评估是治疗的前提，通过对患者一般资料、全身状况及局部创面情况进行详细的评估，针对评估制订有效的皮肤管理方案；创面护理是患者康复的关键，应按医嘱及时更换切口敷料，并详细观察切缘对合、愈合情况，观察切口是否有渗液，若有渗液则需观察渗液的性状、颜色及量。同时进行全身抗感染治疗，对于合并糖尿病患者，手术后仍需监测其血糖、尿糖，予以积极治疗。

南京医科大学第一附属医院减重代谢外科自开展减重代谢手术以来，脂肪液化的发生率为0.8%。在临床护理工作中，脂肪液化的伤口护理要点为：清除坏死组织，促进肉芽组织生长，每次换药时均需暴露新鲜的肉芽组织，换药时严格遵守无菌操作规程。

（林睿，南京医科大学第一附属医院）

第二十五章　减重代谢外科护理持续质量改进

持续质量改进是相较于全面质量管理更关注过程的一种新型质量管理理论，它的理念就是要坚持永久的创新。减重代谢外科作为一门新的学科，新的护理内容，做到持续质量改进也是减重代谢专科一个永恒的目标。目前，随着减重代谢专科及护理的迅速发展，减重个案管理作为新的护理形式，在护理持续质量改进中起着重要作用。2010年，南京医科大学第一附属医院减重中心在全国率先开展减重手术，为配合新技术开展，同年选派护士赴我国台湾高雄义大医院学习，开展减重外科个案管理工作，成为全国首个设置个案管理师职位的减重中心。减重个案管理师为手术患者建立档案，记录围手术期及术后随访患者的相关资料，进行大宗数据的收集与整理，为科学研究提供坚实的基础。

通过对2010—2015年医院减重中心开展的350例袖状胃切除手术随访数据统计分析，结果显示：术后贫血发生率为23.4%、复胖为23.1%、脱发为21.7%、胃肠功能紊乱发生率为15.1%。而Birkmeyer NJO对美国密歇根州63家开展减重手术医院的患者进行研究，结果显示：术后贫血发生率为11.6%、复胖为12.6%、脱发为12.3%、胃肠功能紊乱为7.3%，医院减重中心的调查结果明显高于美国报道的结果。针对此项结果，运用循证医学、头脑风暴法及鱼骨图分析法分析原因。患者方面：对82例贫血患者进行监测，发现他们血液中的微量元素值（血清铁元素值及血红蛋白）均低于正常值，贫血发生的主要原因是铁元素摄入不足。按医嘱患者术后常规需服用复合维生素1年以上，但由于患者依从性较差，有57例患者由于复合维生素片口感不佳不愿意服药，25例的患者漏服药物频率≥2次/周。患者自我管理能力差，未能严格执行术后饮食要求（种类、数量）及运动计划，导致摄入热卡与运动消耗失衡导致复胖。部分患者对体重减少期望值过高，未能按中心体重管理计划循序渐进降低体重，营养素摄入严重不足，导致脱发。手术方面：手术造成患者对于某些含铁丰富食物的不耐受，术后不同时期对饮食的要求限制了患者从食物中摄入铁元素；另外手术改变患者胃容量，限制了患者单次饮食饮水量，导致患者摄入超过胃容量的食物时出现胃肠功能紊乱。专业管理因素：术后对于患者具体饮食饮水量缺乏量化概念指导，导致部分患者一次摄入食物量超出胃容量负荷，引起恶心、呕吐、胃肠功能紊乱。出院时我们提供给患者健康宣教手册，内容包含分阶段饮食、运动计划和术后随访时间等，但由于减重术后缺乏专人、专业团队长期跟踪管理，患者的遵医行为难以持久。门诊随访时患者需要按计划定期到相关专科门诊，接受动态评估，调整饮食及运动计划，由于门诊各学科分科较细，往往导致患者不愿意至多个门诊就诊，患者也因此得不到及时的专业指导。患者接受营养运动的全面精准评估分析后，往往缺乏专科及时持久的指导，患者的自我管理能力及依从性较差，最终导致患者贫血、复胖、脱发、胃肠功能紊乱等并发症的发生。

综上所述，通过对医院减重中心手术后常见并发症的诱发原因进行分析，相比于美国先进水平，我们仍有改进的空间。从2016年1月开展以护士主导多学科协同降低减重术后常见并发症的持续质量改进项目以来，我们从PubMed、Embase、Medline等数据库进行文献检索，借鉴国际先进经验制定了本项目的改善目标及措施。

一、项目改善目标

将美国密歇根州63家开展减重手术医院的患者术后并发症最低发生率作为医院减重中心改善项目的目标值，并根据患者术后恢复的规律，将最终目标分成两个阶段达成，分为近期、远期两个目标值。

（一）近期目标

贫血发生率由23.4%降至16.4%以下；复胖发生率由23.1%降至16.2%以下；脱发发生率由21.7%降至15.2%以下；胃肠功能紊乱发生率由15.1%降至10.6%以下。

（二）远期目标（指术后3年及以上）

目标值设定达到美国最低发生率，贫血发生率由16.4%降至11.6%以下；复胖率发生率由16.2%降至12.6%以下；脱发发生率由15.2%降至12.3%以下；胃肠功能紊乱并发症发生率由10.6%降至7.3%以下。

二、相关并发症定义和计算公式

（一）相关并发症定义

1. 贫血

血红蛋白男性<120 g/L，女性<110 g/L，术后发生1次即诊断为贫血。

2. 复胖

体重反弹超过术后体重下降的30%。

3. 脱发

每日脱发数量150~400根，患者诉头发总量比最密时减少30%~50%。

4. 胃肠功能紊乱

术后进食、营养吸收或排泄功能异常。急发是术后6小时内，早期是术后7~48小时，远期是术后2~7天。

（二）目标计算公式

（1）近期目标=改进前数据×70%。

（2）远期目标=目前文献报道的美国最低发生率。

三、改进措施

（一）以减重外科为主、由个案管理护士主导的多学科协作模式

（1）2016年1月设立专职减重个案管理师岗位。

（2）2016年5月组建多学科团队，以减重外科、呼吸科、心理科、内分泌科、营养科、运动医学科的主治医生以上职称的医生组成，每月定期集中1次，对患者进行全面的专科评估和措施调整，平时如有需求，由个案管理师联系相关科室的住院总医师。

（二）多途径24小时指导咨询

建立指导咨询平台，通过微信、QQ、其他相关App、减重俱乐部、电话等方式，满足各类人群的需要。微信平台则根据术前、术后时间分4个微信群管理，兼有交流、解答、监督、提醒功能。两名个案管理师轮流值班，24小时在线答疑。

（三）超前个性化干预及制订超前出院后计划

术前对患者的生理、心理、营养、自我管理能力、服药依从性等方面进行评估，建立健康档案。以符合手术指征为目标，对患者的问题进行个性化的干预。根据自我管理能力、服药依从性评估结果提前制订患者出院计划，对术后患者实行分级目标管理。

（四）制定术后康复临床路径及出院目标

包括并发症预防体重管理计划，实行基于目标管理基础上的路径管理，达到出院目标予以出院。

（五）出院后延续护理干预

（1）个案管理师全程负责，负责患者门诊超前干预、围手术期护理、出院后延续护理。

（2）利用多途径实时交流平台每周推送减重手术相关知识，根据共性问题与个性问题及时与患者互动。

（3）定期组织多学科联合门诊：术后第1个月、3个月、6个月、9个月、12个月，每个月的周二提供1次术后生理、心理、营养、运动评估及干预。

（4）饮食运动管理：术后1年内为重点管理时段，目标为患者体重减少的同时减少并发症的发生；1年以上目标为维持减重效果，减少复胖的发生。

（5）监测：采用问卷星调查患者每日饮食（24小时饮食回顾）、运动量（计步、心率）及体重情况，根据体重管理目标动态分析患者体重变化及达标情况，并提供监督指导。

（6）分时分级营养、运动管理：

①根据术后不同阶段饮食运动管理目标制定，保障维生素补充时间不低于1年。手术3个月内按术后要求饮食，指导患者采取食物泥的摄入方式补充含铁丰富的营养素；3个月以上保持营养素摄入均衡，按照随访时间表监测调整铁元素。术后3个月内根据患者BMI确定每日食物热卡量，控制在550~800卡/天，可配合快走、骑车、有氧运动；3个月以上建议低脂均衡饮食。

②评估患者术后BMI、多余体重减少情况，根据BMI数值分级分阶段与营养师制订阶段性饮食计划、运动处方。BMI≤30 kg/m^2，中等强度运动；BMI 30~40 kg/m^2，低强度运动；BMI>40 kg/m^{2}不建议运动，每等级摄入的热量与活动所消耗热卡保持平衡。

③为落实减重外科指南中限制性饮水要求，设计专利产品：一次性定量饮水杯，一次性出水10 mL控制患者每次进水量，减轻患者术后因为一次过量饮水胃肠道不适症状。

④引进澳大利亚减重术后专供专用的多种B族维生素，解决维生素服用依从性较低的问题。

（7）自我管理能力的分级干预：

①分级依据：根据术前评估的自我管理能力评分表评估（总分100分），80分以下的列为重点管理对象，并根据以后每阶段评估的结果，进行动态调整，利用授权、同伴教育的方法提高患者的自我管理能力，术后加大随访频

率，由每3个月1次随访增加至每个月1次，每个月利用问卷星调查1次患者饮食、运动、维生素服用情况，及时评估干预。

②建立激励机制：评选明星患者，创建江苏减重支持协会，采用同伴教育的形式激励、鞭策患者提高自我管理效能。

四、结果

通过持续质量改进，术后常见并发症发生率明显下降，有关数据见表25-1。

表25-1　2010年、2015年与2016年、2017年改进前后的数据对比

		贫血	复胖	脱发	胃肠功能紊乱
本中心	改进后（2016年）	15/171例	22/171例	25/171例	23/171例
	改进后（2017年）	14/129例	25/129例	33/129例	25/129例
	合计	29/390例（7.4%）	47/390例（12.1%）	58/390例（14.9%）	49/390例（12.6%）
	改进前（2010—2015年）	51/350例（14.6%）	81/350例（23.1%）	76/350例（21.7%）	53/350例（15.1%）
	χ^2	9.741	7.751	5.824	1.032
	P	0.002	0.006	0.017	0.337
美国数据		11.6%	12.6%	12.3%	7.3%

注：贫血、复胖、脱发3项$P<0.05$，两组间比较有统计学意义；胃肠功能紊乱$P>0.05$，两组间比较无统计学意义。

五、总结

持续质量改进在医疗护理行业中能够为患者提供超出预期的护理服务，为护理人员提供专业化的指导意见，让减重代谢专科个案管理的工作更加科学化、精准化。对于持续质量改进项目，针对每个中心碰到的问题，可以有针对性地去探索。现阶段减重术后患者饮食依从性、运动处方的有效性、术后早期和远期并发症的预警及处理能力、术后随访率不断提高，减重术后患者不同主诉的规范性处理及指导仍然是需要我们不断摸索和解决的问题。

（刘瑞萍、林睿，南京医科大学第一附属医院）

第五篇

减重代谢外科个案管理

第二十六章　个案管理在减重代谢外科围手术期的工作职责

个案管理是管理性照护的一种方法，是一个集健康评估、计划、实施照护、协调与监测等于一体，以个案为中心，由个案管理师负责协调与整合各专业人员意见，在患者合理住院天数内提供符合个案需求的整体性、连续性照护服务，是重视目标导向和结果导向，以期降低治疗成本及缩短住院天数达到成本效益与品质兼顾的照护系统。减重代谢外科个案管理的照顾模式注重各医疗团队成员间的沟通、协调与合作，共同解决问题、做出决策、评价个案的照护过程和结果，以及共同负起医疗照护的责任。

一、工作职责概述

对减重代谢手术患者实施从入院、术前、术后到出院后的全面、协调、个体化护理，包括对患者进行入院介绍，生理、心理、家庭全面护理评估，一般资料收集，病情观察与监测，执行治疗、基础及专科护理措施，提供针对性健康教育，出院宣教及出院后随访复诊，资料的收集和整理，疑难问题的解答和处理，对亲属实施教育以保证患者健康科学地减重降糖，降低减重代谢手术相关并发症的发生率，在保证护理专业标准的前提下对下级护理人员给予指导。

二、岗位任职条件

（1）注册护士。

（2）身体健康，能胜任岗位要求、达到岗位标准。

（3）个人品德好，能吃苦耐劳，有奉献精神、钻研精神、学习能力、开拓创新精神；关爱患者，有耐心，服务态度好。

（4）具有团队合作精神，良好的沟通和协调能力，能与科室其他人员团结协作。

（5）接受N2能级的课程培训，熟练掌握本专科护理知识和技能，对减重工作充满热情，有临床管理患者的意识，达到N3能级的主管护师。

（6）有10年以上相关临床护理工作经验，有扎实的专业知识水平。

（7）具有较强的思维能力，清晰的表达能力，分析问题、解决问题及总结问题的能力。

（8）接受减重代谢手术及代谢个案管理师专科课程培训，熟练掌握新的护理知识和技能。

（9）熟悉本专业领域的进展，能对本专科护理现状客观分析，并有计划性地改进本领域护理工作现状。

（10）有较强的教学培训能力，一定的科研能力。

三、工作责任

（一）术前护理

1. 对减重代谢手术患者术前咨询、筛查负责

认真接听患者的咨询电话，热情接待到院咨询的患者，安排未入院患者及亲属的院前同伴教育，从术前咨询开始即对患者进行全面评估，做好初步筛查工作，选取符合要求的患者，建立良好护患关系。

2. 充分改善影响手术安全的肥胖相关疾病（血压、血糖、呼吸等）

密切关注患者血糖、血压的变化情况，及时向医生汇报，并提出合理性建议；术前使用NoSAS问卷和STOP-Bang问卷对所有患者进行睡眠呼吸暂停的风险筛查，针对合并睡眠呼吸暂停的患者，指导其白天使用呼吸训练器进行肺功能锻炼，并做好夜间血氧监测和无创呼吸机的准备工作。做好交接班工作，指导当班护士进行夜间血氧监测，观察患者睡眠时的血氧及睡眠呼吸暂停情况，记录并汇报医生对症处理；指导患者正确使用无创呼吸机辅助呼吸，了解无创呼吸机的各种模式、适应证及调节方法，对佩戴不适者能根据实际情况对呼吸机参数进行初步调节，仍异常者次日做好数据分析并汇报至主管医生；注意关注患者的血气分析结果。

3. 指导患者术前1周低热卡饮食

对减重代谢手术患者在术前予以低热卡饮食指导，使患者提前适应术后胃肠道的低顺应性和高胃内压状况，从而减轻患者术后恶心、呕吐症状，

提高术后饮水达标率，促进患者术后快速恢复。具体热卡设置为女性标准1 200 kcal/d，男性标准1 500 kcal/d。另外，针对合并糖尿病、高血压等患者需设计个性化的低热卡饮食食谱。注意监督患者的依从性，对于热量摄入超标者，应及时调整其次日的进食总热量及食谱内容。

4. 评估减重代谢外科患者心理状态

采用减重代谢外科评估量表评估患者的心理状况，存在心理状况异常者，联合心理科及早进行心理干预。

5. 设置合理的减重目标

准确测量患者的体重、身高和“五围”，使用人体成分分析仪测量患者骨骼肌、体脂肪等，根据个体情况确定患者的最终减重目标。

6. 给予患者入院教育

向患者详细介绍减重代谢外科的手术方式、适应证和禁忌证，术后常见症状以及并发症的处理方法等内容，对育龄期女性，做好术后1年内避孕的重点宣教。

7. 给予患者术前宣教

告知患者术前禁食、禁饮时间，术日晨降压药以一小口水送服，向患者讲解抬臀运动、踝泵运动、床上翻身等术后床上活动的内容和实施方法，物品准备内容（矿泉水、奶瓶），以及相关注意事项，如取下贵重物品、更换手术衣等具体要求。同时耐心解答患者的疑问，安慰患者，缓解患者紧张焦虑情绪，鼓励其以积极心态迎接手术。

（二）术后护理

1. 对减重代谢外科患者的术后病情变化负责

患者手术回室后，应与手术医生详细沟通，了解患者的术中情况，评估术后可能发生的问题，从而确定术后病情观察、护理的重点内容，并与下级护士做好沟通与指导。

2. 对患者术前相关问题予以连续性评估及管理

对肥胖合并糖尿病患者，术后每4小时监测血糖1次，继续做好血糖管理工作；合并高血压者，术后每日3次监测血压，血压升高时及时降压处理；合并睡眠呼吸暂停者，应指导管床护士在患者手术回室后，立即抬高床头，并根据血氧情况确定是否继续予以正压无创呼吸机辅助通气及24小时持续血氧监测，并及时关注患者的血气分析结果。

3. 对患者术后并发症以及异常情况的预防措施制定与落实负责

（1）对术后常发生的问题，如疼痛、呕吐、饮水困难等制定标准护理流程，指导下级护士的临床护理工作。

（2）对术后短期内并发症，如吻合口漏、出血、溃疡等进行病情评估，并进行预防和护理。

（3）术后远期并发症护理，对脱发、贫血、营养不良及复胖等问题进行评估及护理。

（4）术后伤口脂肪液化的评估及护理。

（5）术后特殊情况的评估及护理：如术后发生其他重大疾病等。

（6）术后育龄妇女常见问题评估及指导干预：关于多囊卵巢综合征及术后1年内怀孕等。

（7）指导患者对上述的术后常见并发症及相关问题进行预见性自测。

4. 对减重代谢外科患者术后饮水问题负责

建立减重代谢外科的术后饮水计划和目标，按照术后第1日饮水500 mL，术后第2日饮水1 000 mL的目标进阶式增加饮水量，合理控制饮水速度，以6∶3∶1比例分配白、晚、夜间的具体饮水量，也要及时督促患者的饮水目标达成情况，对饮水不达标者，分析具体原因并予以针对性处理。

5. 对减重代谢外科患者术后活动问题负责

制订专科的早期下床活动三部曲，要求患者术后第1日晨拔除尿管后，尽早下床活动，并根据个体情况协助患者制订每日运动计划，当患者因疼痛、呕吐等无法下床活动时，应做好相应症状的处理，以促进患者早期下床活动。

6. 对减重代谢外科患者的皮肤、安全问题负责

由于减重代谢外科患者的体重基数大，患者行动缓慢，脑供氧不足易导致嗜睡、血糖异常，皮肤易发生局部感染，应帮助患者清洁皮肤，并予以局部用药，根据患者情况采取合适的压疮预防措施，加强安全防护如夜间使用床栏等。

（三）出院护理

1. 给予出院宣教

采取集体授课、宣教手册、宣教视频、问卷星考核等多种方式相结合的宣教形式，具体宣教内容包括术后饮食总体过渡原则（清流质—流质—半流质—软质—普食）、进食速度（少量多餐、细嚼慢咽、每餐进食时间为半小时）、宜摄取食物（每日饮用1 500~2 000 mL水、口服复合维生素和蛋白粉的时间点及量）、不宜摄取食物（甜食、高油食物、冰水、咖啡、浓茶、酒等）、饮食方面的注意事项、术后1个月的饮食具体要求；术后各阶段的活动方式、活动强度和活动频率要求；出院后用药指导（抑酸、补钾药物）、伤口护理，以及告知随访时间点（术后1个月、3个月、6个月、9个月、1年、1年半、2年、之后每年）等。此外，还应向患者重点强调术后蛋白粉、复合维生素的重要性，根据患者的手术方式，告知蛋白粉以及复合维生素的服用持续时间、术后健康行为方式转变的重要性；对育龄期妇女再次强调术后1年内需严格避孕，解释手术后短期内怀孕的严重后果；告知患者出院后常见反应，如胃酸反流、体位性低血压、低血糖、贫血等的临床表现，以及对症处理方法。

2. 建立减重代谢外科患者随访资料档案

根据患者的术后并发症等情况，将患者归类为几种不同的特定人群管理，采取电话教育、随访时面对面教育、医生门诊就诊等方式加强对患者术后并发症和减重效果的管理与追踪，并根据患者的恢复情况以及减重效果增加患者的随访次数，与患者保持持续、有效的沟通和联系，追踪其远期恢复和减重效果。

（四）其他职责

1. 对减重代谢外科的相关活动负责

根据减重代谢外科年度计划内容制订本年度媒体宣传及减重支持协会活动计划（计划活动3次，每次均安排媒体宣传提高医院减重代谢外科知名度及影响力）。

2. 对患者出院后咨询负责

再次全面评估即将出院患者的情况，掌握不同患者术后随访的重点内容；做好出院患者QQ群、微信群的维护工作（包括减重公众微信的内容推送，复诊相关通知推送，关注患者留言，针对近期患者反馈的共性问题予以统一解答）。

3. 开展院内护理会诊工作

针对医院各科室收治的肥胖患者所存在的护理难点，开展院内护理会诊。

4. 指导患者出院后的自我管理

指导患者出院后的体重自我监测和自我管理，同时要求亲属配合、监督和管理减重患者的治疗、饮食以及运动，由个案管理师远程监督。

5. 制订个性化减重目标计划表

根据每位患者的基础体重、人体成分分析结果、所采取的手术方式等情况，个案管理师为不同患者制订个性化的阶段性减重目标计划表，减重效果的衡量指标不应只采取体重这一单维度指标，还应细化到体脂肪、骨骼肌等层面，以实现高质量的减重效果为最终目标，并通过远程信息系统监督患者的减重效果及减重达标情况。

6. 对减重代谢外科的学术科研负责

（1）学习本专业最新知识，关注本专业学术动态。

（2）减重代谢手术调查问卷的设计及患者术后个性化饮食、运动计划和随访资料的制订。

（3）编写减重个案管理岗位职责、工作流程及规范并根据学科发展予以实时修订。

（4）做好院外减重代谢外科进修带教工作，以及本专科年轻护士的培训和带教工作。

（5）关注减重专科相关领域的研究热点，在护理工作过程中要善于发现临床问题，将临床实践问题转换为科研问题，并采用科学方法进行探究，同时要能将科研成果进行转化应用，以达到为患者服务、为临床护理服务的终极目标。

（6）结合减重代谢外科患者及临床护理需要，研发、申请相关发明专利和实用新型专利，注重专利成果转化。

（7）协助做好减重代谢外科相关学术会议和继续教育学习班的承办工作。

（杨宁琍，南京医科大学第一附属医院）

第二十七章　减重代谢外科术前教育与管理

我国肥胖和2型糖尿病的外科治疗发展至今已有20余年的历史，近年来随着患者人数增加，减重代谢手术得到迅速普及。但在围手术期教育及管理上均缺少充足的Ⅰ类循证医学证据。由于接受减重代谢手术患者本身的特点，以及术后内分泌及代谢情况的改变，使得减重代谢手术相较于常规胃肠外科手术在围手术期的管理方面具有较大的特殊性，为保证手术的安全性和有效性，减重代谢手术术前教育与管理须规范化，要有完整的术前准备与多学科协作团队的合作。

一、手术前的评估和准备

肥胖带来的心理、生理疾病，以及术后全身代谢情况的巨大改变，需要全面的评估、准备和多学科团队参与管理。从咨询开始，需要密切关注患者的基本情况，基本生活能力，走路步伐，呼吸形态和行为举止等。咨询可能不是一次就可以完成的，往往需要两到3次及以上，同时需要了解患者及家属对手术效果的期待，以及家庭成员的支持情况。并不是所有肥胖患者都有需要紧急处理的健康问题，需要多学科综合治疗协作组（MDT）进行评估与管理。MDT协作模式可对患者已经存在的代谢性疾病进行术前干预，可完整搜集患者病史，协助完成实验室检查等，从而降低手术的风险，提高手术的疗效，防止术后并发症的发生。

（一）病史采集

1. 家族史

了解患者是否有家族肥胖遗传性疾病及糖尿病、癌症、心血管等疾病的家族史。共同生活的家人是否有不良的生活习惯。

2. 曾用过的减肥方式

90%以上的患者，在接受减重代谢外科治疗前，都尝试过其他减肥方法，得到的结果往往是越减越肥。在搜集病史的时候，作为手术前评估指标之一，需要对患者的术后依从性有一个预判，针对不同的患者，进行不同的个体化指导。

3. 吸烟及饮酒

患者术前戒烟戒酒，能降低手术风险，避免术后发生胃肠道溃疡与心血管疾病，从而达到促进健康的目的。

4. 胃肠道功能

了解患者是否有胃食管反流性疾病或者胃部的肿瘤，完善胃部检查，了解其术前是否有催吐的习惯，制定手术方式，避免术后并发症的发生，防止影响患者手术后的生活品质。

5. 既往史及用药史

了解患者术前是否由于药物原因或者其他原因导致肥胖，是否应用精神类及激素类药物，是否服用抗凝药物，以及药物的名称、剂量、服用时间等。及时做好术前调整用药。

详细、全面的病史采集除了作为术后随访治疗效果评价的参照，更重要的是可以为鉴别诊断和手术适应证的确定提供依据。除了普通外科常规的现病史、既往史、个人史、家族遗传病史的信息采集外，减重代谢手术术前的病史采集还包括：患者体重增长的时间、速度；日常饮食习惯及特殊饮食嗜好；是否尝试过控制体重，效果如何；2型糖尿病病程及治疗情况；肥胖相关疾病病史，包括高脂血症、高尿酸血症、脂肪肝、高血压、冠心病、睡眠呼吸暂停综合征、闭经或多囊卵巢综合征病史。通过采集病史，可明确肥胖和2型糖尿病病史，评估肥胖程度以及肥胖相关代谢疾病，并评价内科保守治疗效果，初步评估患者是否符合手术适应证。同时，将手术方式、预期效果、手术风险、不良后果和对策以及大致费用等信息与患者进行初步交流。应注意，此类患者往往体型肥胖，且多伴有负面心理和情绪。因此，笔者建议病房设施安排应充分考虑这点，为患者就诊提供方便，并注意就诊的私密性。

（二）基本信息的搜集

基本信息的搜集包括5点。①患者身高、体重、BMI，了解术前体重是否有迅速增长的情况，了解增长的原因。②腰围、臀围、腰臀比例。③体质成分分析，测量方式为体质分析仪或者双能X线扫描仪等。④血压：普通袖带围度不够的情况下，使用增长增宽袖带。⑤患者及其亲属的联系方式，便于术前的随时沟通及术后的定期随访。

（三）实验室检查

（1）普外科常规术前检查。

（2）肥胖相关高危因素筛查：血脂相关指标、游离脂肪酸、氨基末端B型利钠肽前体（NT-proBNP）、血淀粉酶、血乳酸、血清胱抑素C、高敏C反应蛋白、24小时动态心电图、动态血压、颈动脉超声、下肢动静脉超声、体脂含量（DEXA法）。

（3）糖尿病相关术前检查：糖化血红蛋白、糖化血清白蛋白、糖尿病自身抗体、OGTT试验（同时检测血糖、胰岛素、C肽）、尿白蛋白/肌酐、尿系列蛋白，有糖尿病并发症者应行相关专科检查。

（4）继发性肥胖发生原因排查：如根据特殊病史和体征有临床怀疑者，须排除是否由其他原因引起继发性肥胖。检查项目如下：甲状腺功能、激素相关指标（包括生长激素、胰岛素样生长因子、肾素、血管紧张素、醛固酮等）、肾上腺皮质激素及皮质醇昼夜曲线、24小时尿游离皮质醇及24小时尿香草扁桃酸（VMA）等。

（5）性功能异常或性激素异常者行GnRH兴奋试验，子宫附件及阴囊超声，垂体激素异常者查鞍区磁共振（MRI）增强。

（6）术前营养状况评估：骨密度、骨代谢、维生素（至少应包括维生素B12、25-羟维生素D）、血清铁和总铁结合力、叶酸、促红细胞生成素。

（7）消化道及影像学评估：上消化道造影、胃镜（有条件者可行食管测压及pH监测）、幽门螺杆菌筛查、腹部CT（根据临床需要可行胸部及盆腔CT）。

在完善术前准备的过程中，需根据检测结果，评估肥胖引起的并发症，进行入院后的MDT会诊，评估是否适合减重代谢手术治疗，术前如果出现贫血及骨质疏松等情况，应术前给予治疗，避免术后并发症的发生。

二、术前基础状态调整

（一）饮食结构

患者应避免高热量的食物及饮料，饮食宜清淡，避免暴饮暴食，进食速度过快。指导患者调整术前饮食结构和摄入量，对依从性差的患者，术前试进全流食2周，使患者做好长期饮食调整的心理准备。

（二）生活规律的调整

调整作息时间，避免进食时间过晚等。

（三）运动习惯的指导

定期的运动与锻炼是维持体重的关键因素，患者从术后离床活动开始，每日循序渐进地增加运动时间和运动量，运动后注意进行拉伸运动。每周进行150~300分钟的有氧运动，每周2~3次的力量训练。

（四）术前心理状态的调整

患者应及时调整工作及生活的压力状态，对手术的期待值要符合实际，了解手术风险及术后并发症，手术要得到家人及朋友的支持。了解手术的目的、了解导致肥胖的原因，查明是由于肥胖导致心理问题还是由于心理问题导致肥胖。

（五）解决心理问题的方式

解决心理问题的方式主要有：①心理疏导；②健康教育；③协助选择合理的治疗方式，不要因为看别人做了什么手术，而觉得自己也可以进行同样的手术，根据每个人不同的情况，选择不同的手术方式；④胖友互相交流，互相学习，互相支持，缓解术前的焦虑情绪，同时增加对医生及个案管理师的信任度。

三、术前干预及管理

（一）血糖调整

控制血糖的平稳，糖化血红蛋白水平调整在6.5%~7%，空腹血糖及餐后2小时血糖<140 mg/dL（7.8 mmol/L）。对于合并持久糖尿病、糖尿病并发症或血糖控制不佳的患者，HbA1C可接受水平应<8.0%。术前24小时应停用格列酮类、格列奈类和DDP-4抑制药，并降低基础胰岛素用量至0.3 U/kg。手术当天停用二甲双胍。手术当日，血糖应控制在140 mg/dL（7.8 mmol/L）以下，对于高于140 mg/dL（7.8 mmol/L）的患者，每超出40 mg/dL（2.2 mmol/L）血糖值予以1 U短效胰岛素进行纠正。

（二）血压调整

排除由于入院紧张情绪而导致的血压增高。每日监测血压值，循环科及麻醉科联合会诊，制订围手术期麻醉管理方案。

（三）血脂调整

控制血脂平稳，高血脂患者应监测血脂水平，并对高脂血症予以治疗。

（四）深静脉血栓预防

有深静脉血栓病史或高危因素者应进行深静脉血栓的诊断评估。

（五）睡眠监测

睡眠呼吸暂停试验可根据各治疗中心情况在门诊或入院后进行，请呼吸科及耳鼻喉科医生会诊，术前监测患者血气变化，夜间可予以简易呼吸机改善其氧供及予以低流量吸氧。

（六）营养素

保证蛋白质的充分补充，尤其是术后前几个月。蛋白质最低摄入量为60 g/d，每天每千克理想体重应针对性补充最多1.5 g/kg蛋白质。在术后第一阶段（无法进食固体食物阶段），补充液体蛋白质（30 g/d）以保证充足的蛋白质摄入。营养补充应作为倾倒综合征的一线治疗方案。经饮食调控无法缓解的倾倒综合征应采用药物治疗，如奥曲肽等。

（七）微量元素补充

建议患者在袖状胃切除术和胃旁路术后每日补充复合维生素及矿物质（含铁、叶酸和硫胺素），1 200~1 500 mg微量元素钙，至少3 000 IU维生素D，同时需补充维生素B12以维持正常水平。需要注意的是，常规营养素的补充不能确保避免长期营养缺乏，这主要是由于微量元素吸收，营养需求及依从性存在个体差异。因此，建议每个患者均定期监测营养水平。减重代谢术后患者如发生持续性呕吐而影响正常营养摄入，即使在缺乏或者实验室结果未出时，也应该立即口服或肠胃补充硫胺素。

（八）术后饮食习惯的指导

给予患者术后饮食过渡调整阶段的心理预期，维持手术效果，防止复胖的发生。每餐食物要充分咀嚼然后再咽下。不建议在进食的同时饮用水和饮料，进餐与饮水时间间隔30分钟左右。术后3个月内避免咖啡、浓茶或含有乙醇的刺激性饮料。

（九）减重代谢手术术后妊娠的教育与管理

接受减重代谢手术的育龄期妇女76%合并多囊卵巢综合征，因此自然妊娠的可能性很低。有的患者接受多次辅助生育技术失败，减重代谢手术后生育率明显提高。减重代谢术后按照要求补充维生素和微量元素，并定期复查等，是预防妊娠并发症的重要措施。尤其是RYGB术后备孕期间要按时检查，补足维生素和微量元素。部分患者伴多囊卵巢综合征而难以妊娠，而术后由于排卵改善、性欲改善和社会心理变化，可能导致术后过早妊娠。这部分患者的胎儿是珍贵儿，需给予更多的关注和支持。另外，体重还在下降过程中，肥胖相关疾病尚未完全缓解。Milone等的系统回顾和荟萃分析结果表明，不孕妇女减重代谢手术后自然妊娠率高达58%。减重代谢手术在减轻体重的同时，也面临维生素缺乏、营养不良的风险。营养不良的类型可能因手术不同而有所差异。同时肥胖患者在术前就可能缺乏维生素。限制摄入的手术，术后维生素缺乏相对少见（如胃束带、SG手术），而吸收不良的手术，术后营养缺乏发生率较高（如RYGB、胆胰转流术等），如铁、叶酸、硫胺素、维生素B12、脂溶性维生素（维生素A、维生素D、维生素E、维生素K）、钙和蛋白质等。虽在备孕过程中可口服铁剂予以纠正，但产后大多数患者依从性较差，仍面临贫血的风险。妊娠期间营养需求较大，加上恶心和呕吐的发生率较高，减重代谢手术术后出现临床相关营养素缺乏的可能性增大，可导致胎儿颅内出血、神经和发育损害、神经管缺陷或视力问题。针对妊娠后的维生素以及铁、钙等矿物质补充，目前缺少指南和临床证据，因此应根据妊娠常规补充量及实际缺乏量来指导术后补充，当然不同术式的情况不同。另外，这些患者在发现妊娠后能否及时与手术医生联系，减重代谢外科是否能组织包括产科专家在内的多学科团队进行指导，尤为重要。

（十）亲属的教育与管理

向患者亲属告知不要对手术后的照护持一种无所谓的心态。手术过程只是漫漫长路中的一小段路程，术后生活方式、习惯的培养及坚持与术后远期疗效密切相关。术后因不良饮食习惯导致疗效减退、复胖的例子比比皆是。

（十一）规范化管理

肥胖患者的管理应交给有经验的减重专业医生和个案管理师进行。目前我国的减重个案管理师，大部分是从事临床护理专业的护理人员及内分泌代谢专业的内科医生，还有一部分是营养师及心理治疗师。应致力于提高减重专业的相关知识水平及术后并发症的管理质量等，对患者的术前教育进行规范化的管理。

四、团队的介绍

（一）团队成员的介绍

团队包括减重代谢外科团队及内分泌代谢内科团队、营养师、个案管理师、营养科、麻醉科、重症监护科、心血管科、呼吸科、耳鼻喉科、消化科、妇科、泌尿科、肾内科、整形科等科室。

（二）门诊及病房环境介绍

熟悉术后复诊的环境及手术病房的环境，缓解患者术前紧张的情绪。

（三）手术室环境介绍

演示手术室的视频或者照片，让准备行减重代谢手术的患者了解手术室内的环境，缓解手术当日可能出现的紧张情绪，避免引起不适。

（四）相关设备及设施配备介绍

配备专业的减重床，体重秤，翻身叩背器，无创呼吸机，袖带增宽增长血压计等。

五、术前教育的方式

（一）教育平台

利用微信、微博、网站、电话、公众平台进行宣教。

（二）教育方式

1对1教育（1名个案管理师对1名减重代谢手术患者）、1对多教育（1名个案管理师对1名减重代谢手术患者及多名亲属）或同伴教育。

（三）多媒体技术

将宣教内容刻录成VCD，采取图文、动画、解说相结合的形式，让患者了解手术相关知识及术后指导内容；幻灯片教育模式；宣传册教育模式；宣传展板教育模式。

（四）教育活动

开展义诊、成立患者俱乐部、开展线上活动。

六、术前教育内容

个案管理师需针对以下内容对患者开展术前教育工作。

（1）术前禁食禁水的准备，术前紧急情况的观察和处理，术前特殊治疗的解释（灌肠、留置尿管、引流管），治疗前向患者解释操作目的、过程及注意事项，取得患者和亲属的配合，以免患者产生不适自行拔管。

（2）手术种类及注意事项（主治医生解释沟通，个案管理师进一步跟进），术前适应性训练。

（3）心理疏导：主要针对由于手术引起的紧张、焦虑的情绪表现，进行心理支持及疏导。内容包括患者疑问的解答、影响患者情绪不稳定因素的评估及缓解紧张情绪的方法等。患者对术前健康教育需求程度较高的是心理疏导、手术医生与麻醉医生水平、手术效果、术前保证睡眠。

（4）保护患者肖像权、知情同意权，注意保护患者隐私。

（5）身体情况异常的处理：肺功能、上呼吸道感染、尿路感染以及月经期等身体情况的处理。

七、术前教育评分

（1）评估患者手术后对疾病相关知识或健康知识的知晓情况。

（2）治疗及护理配合度。

（3）对护理质量的满意度。

（4）患者术后肠功能恢复时间及排气时间、下床活动时间、术后住院时间。

（5）采用抑郁自评量表（SDS）、焦虑自评量表（SAS）对手术患者焦虑心理进行评估。

（6）费用承受能力。

（7）术后进食及运动情况的配合。

（8）术后依从性，针对依从性差的环节进行针对性的指导。

术前对外科手术患者实施系统化的健康教育，明显提高了患者对疾病及手术知识的知晓度，可提高服务质量，明显改善手术各项指标，缓解患者紧张焦虑的心理，促进疾病的恢复。健康教育是通过有计划、有组织、有系统的教育活动，促进人们自愿采纳有利于健康的行为和方式、消除或减少影响健康的危险因素，从而预防疾病、促进健康、提高生活质量。健康教育是护理人员的重要职责，通过健康教育，可以使护理的服务对象达到改变行为的目的。

总之，减重代谢外科术前教育与管理，是减重代谢手术的重要部分之一，是一种以外科为中心，需要MDT相互协作的综合手段，有助于提高治疗效果，降低不良事件及手术并发症发生的风险；也有利于规范随后的围手术期管理和随访以及临床资料的收集、整理，从而为减重代谢手术的临床、科研工作提供更多的循证医学证据。因此，推进减重代谢外科术前教育与管理的规范化进程将使医患双方从中获益，在目前减重代谢外科发展中起着举足轻重的作用。

（张晓微，中国医科大学第四附属医院）

第二十八章　减重代谢外科患者的招募与教育的变迁

根据世界卫生组织的描述，全球肥胖问题已上升为世界上最严重的健康问题之一。据估计，全球有超过10亿名成年人超重，其中3亿人符合肥胖标准。然而，超重或肥胖患者常徘徊在节食、运动、药物等保守治疗方式中，体重难以下降至满意水平并保持稳定，有的出现大幅度体重波动，严重影响患者身心健康和社会功能。作为减重代谢外科医生，我们为肥胖患者提供一项安全而可靠的选择——减重代谢手术。但是，从学术界的高度认可到社会的全面普及，我们任重而道远。通常，减重代谢外科医生应担起患者招募和教育的重要责任。前期上海市第六人民医院对于患者的招募方式进行了大量的探索尝试，下面将分享招募肥胖患者的经历，为临床工作和未来研究提供更多参考。

一、第一阶段：从口耳相传到上海第一

上海市第六人民医院减重代谢外科成立于2011年，最初在主任门诊介绍中添加“减重代谢外科”相关内容，后逐步开设“减重代谢与微创外科”“减肥代谢专科”专科门诊。患者皆为口耳相传而来，2型糖尿病患者居多，多由于传统治疗方法血糖控制不佳，患病年限较长而来就诊。当时手术医生尚在学习曲线内，对每一位患者是否符合手术指征、应如何进行围手术期管理经过了多次思考、讨论。一位患者的胰岛功能在临界值水平，当他得知多学科医生团队就他的病情反复权衡利弊，仍不能达成一致时，他勇敢地写下了一封“免除医生责任书”，坚持选择减重代谢手术治疗。正是由于这位患者的信任，最终鼓励了外科团队为他进行了胃旁路手术，最终手术顺利，术后第8年来院随访时，其体重维持在正常水平，血糖血压皆控制良好。这样的故事很多，也为我们科室进行患者招募奠定了基础。

随后几年，随着科室影响力的提升，慕名前来门诊咨询的患者逐渐覆盖全市，甚至全国各个城市，寻求手术治疗的原因也开始侧重于肥胖合并新发2型糖尿病，甚至是单纯性肥胖，手术术式也发生了改革。患者来自五湖四海，成长环境和受教育程度各有不同，因此，首次接触时的医患沟通对于信任的建立尤为重要。在减重代谢外科门诊，各位外科医生学会了在最短时间内了解患者的基本健康情况、生活习惯和减重“痛点”以及对减重代谢手术的理解程度，从而针对不同的需求，进行不同难易程度的讲解，最终达到招募和教育的目的。

减重代谢外科为了招募患者，通过主动与兄弟科室如内分泌代谢科、骨科、妇产科等建立合作关系，制作了一套标准问诊流程，将符合手术指征、有手术需求的患者招募而来。此外，在医院门诊专门区域，每月都安排了专题义诊。医院官网上也对科室进行宣传。

二、第二阶段：转战各公共咨询平台

随着云医疗的发展，我们开始向各公共资讯平台寻求合作，进一步招募患者。患者可以通过各类手机App直接联系医生，获得专业指导。我们也通过电视节目采访、专栏写作、科普书籍编写等方式进行宣传和推广，使更多人群意识到肥胖症可以作为一种疾病，得到科学有效的系统治疗。这些平台影响范围广，涉及各层次人群，使得门诊患者数量有显著提升。然而，由于宣传内容对肥胖症的危害着墨较多，而对减重代谢手术涉及较少，所以出现一批超重、轻度肥胖患者，以寻求保守治疗为主，手术转化率低。在此阶段，我们重点提高了科普影响力和患者教育能力。科室各位医生参与编写教材，编写科普书籍，负责网络专栏，在各个平台上获得了一定的曝光率。科室编写的《减重术后营养手册》经过几版修改，可以满足患者术后参考之需。入院后，每个病床配备的平板电脑里都有特别制作的健康教育内容，鼓励患者在住院期间进行探索学习。出院前，对患者集中进行术后生活方式的指导。出院后，患者可在专门设置的“患友群”中与医护和其他患者共同交流。

三、第三阶段：自媒体宣传咨询

2018年，我们申请了科室公众号，定期推送一些相关的文章话题。共发布60余篇文章。总阅读量达到10万次，粉丝数日渐攀升，在其他平台的传播量逐渐增加，阅读量和点赞数也较高。接下来，考虑在新浪微博、知乎等平台上进一步运作，致力于将相关文章推广到更多平台。我们还利用微信公众号带动线下活动。

在内容呈现上，我们的文章以图文结合为主要形式发布，图文并茂、醒目直观。在推送内容上，文章紧跟热点，以诙谐幽默的语气讨论简单的减肥事宜，如“中秋节‘胖胖’是否能吃月饼？”“手术前你不得不知的那些事”，不仅宣传了减肥知识，也向读者提供了独特的视角。2019年，我们开始在抖音平台上发表作品，内容以减重代谢手术前后对比、减重代谢手术科普为主。共发布104条短视频，粉丝数万，平均每条视频获赞300余次，受短视频影响到专题门诊咨询者数十人。抖音平台因其独特的影响力成为患者招募的一个“奇招”，不少患者在平台上浏览时无意间翻阅到我们的讯息，经过线上咨询后即形成手术意向。目前，我们以每周2次的频率发表视频作品，已累计招募患者数百人。

四、结论

门诊咨询是最可靠、效率最高的招募患者的方式，但随着网络医疗的兴起，我们可在各个媒体平台以较小的人力、财力投入获得更加广泛的关注。减重代谢外科医生应注意多种招募方式相结合。

（韩晓东，上海市第六人民医院）

第二十九章　减重代谢手术患者围手术期个案管理及延续性护理

目前，减重代谢手术已成为治疗重度肥胖的最佳选择，减重代谢手术不论从经济层面，还是健康方面，越来越被社会广泛关注。但因为胃肠道结构及功能的改变，以及术后生活方式不佳、自我管理能力较差、营养素摄入不足等，术后并发症的发生率越来越高，Birkmeyer NJO对美国密歇根州63家医院减重代谢手术患者进行研究，结果显示：术后贫血发生率为11.6%、复胖为12.6%、脱发为12.3%、胃肠功能紊乱为7.3%。对于减重代谢手术患者，防患于未然至关重要。

如何早期发现及预防减重代谢手术的并发症？根据临床统计发现，术前干预及术后管理，双管齐下，能够很好地实现并发症早期的预防和处理。减重个案管理、多学科模式咨询会诊、定期多途径随访和多元化的教育模式对于减重代谢术后早期并发症发现和处理具有重要作用。

一、术前管理

所有减重代谢手术患者均应该接受手术前营养筛查及专科评估。营养风险对择期手术患者的营养状况、免疫功能、恢复时间、并发症的发生、住院费用等均有一定程度影响，同时，术前专科评估甚至院前超前评估及干预对于潜在的风险因素能够及时地排查，而有效的营养支持可明显改善患者营养状况，提高机体免疫力，促进康复，改善患者生存质量，这些都将降低并发症的发生率。减重个案管理师术前通过与患者的沟通，能全面了解患者基础信息、生活习惯、疾病史、用药史、对手术的期望值等，可向患者详细讲明手术的方式和手术原理，让患者知晓手术的优势及危害，了解术前准备及注意事项，能缓解患者对手术的恐惧心理。通过播放饮食宣教视频，发放饮食宣教手册，及时更新微信公众平台等，多元化地给予信息导入，可协助患者纠正对于食欲的错误追求和欲望。另外，患者的自我管理对于减重代谢术后体重变化具有重要导向作用，做好术前自我评估和正确认知判断，建立预警模型，对于早期发现和预防并发症有很大作用。

二、术后管理

减重代谢术后患者因为饮食习惯的改变，在一段时间内需要不断地调整，所以需要定期进行血液指标及身体成分监测，根据结果进行相应的分析处理。在术后管理的过程中，提倡多学科协作，以护士为主导，设立专职减重个案管理师岗位，组建多学科团队。团队由减重代谢外科、呼吸科、心理科、内分泌科、营养科、运动医学科的主治医生以上职称的医生组成，每月定期集中1次，对患者进行全面专科评估和措施调整，平时如有需求，由个案管理师作为桥梁联系相关科室，制订解决方案，并跟踪措施实施情况。

营养师在营养管理方面着重于患者饮食行为对手术过程的适应性评估及健康营养饮食的一般定性方面的内容。一方面包括蛋白质、维生素和微量元素的补充、摄入问题，特别是手术后的头几个月，要求定期进行实验室监测营养缺乏情况，最低蛋白质摄入量为60 g/d，每天每1 kg理想体重最多1.5 g，根据数据分析，个性化补充或者预防性补充维生素和微量元素，尤其是缺乏维生素和微量元素的患者或者是妊娠期患者，应高于基础量补充，降低并发症的发生率。另一方面减重代谢手术后患者应术后分级分时进行体育锻炼，建议患者适度进行有氧运动，包括每周运动300分钟（至少150分钟）和每周2~3次的力量训练，以增加肌肉的存储量。

三、延续性跟踪随访

出院后延续护理干预由个案管理师全程负责：负责患者门诊超前干预、围手术期护理、出院后延续护理。利用多途径实时交流平台每周推送减重代谢手术相关知识，根据共性问题和个性问题及时与患者互动。

定期多学科联合门诊：术后第1、3、6、9、12个月，每个月于周二提供1次术后生理、心理、营养、运动评估及干预指导。

在饮食运动管理方面：术后1年内为重点管理时段，目标为体重减少的同时减少并发症的发生；1年以上目标为维持减重效果，减少复胖的发生。

在指标监测方面：采用问卷星方式调查患者每日饮食（24小时饮食回顾）、运动量（计步、心率）及体重情况，根据体重管理目标动态分析体重变化及达标情况，并进行监督指导。

关于自我管理能力的分级干预：根据术前评估的自我管理能力评分表评估

（总分100分），80分以下的列为重点管理对象，并根据以后每阶段评估的结果，进行动态调整，利用授权、同伴教育的方法提高患者的自我管理能力，术后加大随访频率，由每3个月1次随访增加至每月1次，每月1次利用问卷星调查患者饮食、运动、维生素服用情况，及时评估干预。并在此基础上建立激励机制：评选明星患者，创建江苏减重支持协会，采用同伴教育的形式激励、鞭策患者提高自我管理效能。

总而言之，减重个案管理师在并发症早期管理中起着至关重要的作用，源于对术后患者的持续追踪及随访，是术后与患者密切联系的人。但除了对术后患者的多途径追踪，让患者反馈相关症状表现同样重要。我们探索通过建立术后并发症预警模型及处理流程，实时评估患者的不适症状，对其进行分级，针对不同级别采取不同处理对策，并提醒患者及时反馈处理效果，这需要患者有一定的预判意识和主动性，而入院前及术前，需要我们更多地去引导患者建立及时反馈的意识，早期发现早期处理，实现健康安全减重。

（刘瑞萍，南京医科大学第一附属医院）

第三十章　减重代谢手术术后饮食指导

如今，减重代谢手术是治疗病态肥胖的一种手段，其中两种术式最为流行，一是腹腔镜胃转流术（胃旁路术），通过改变胃肠道结构，旷置大部分胃及小肠来减少营养吸收等。二是腹腔镜袖状胃切除术，通过缩小胃容量、降低刺激促使饥饿素分泌，术后不影响食物正常消化、吸收。

根据吉林大学中日联谊医院减重和代谢外科调查135例拟行减重代谢手术患者（年龄14~48岁）的研究结果显示，肥胖及其相关代谢性疾病的发生，多数与不良饮食习惯及不规律作息密切相关。肥胖患者饮食口味偏好多为重油、偏咸、辛辣；日常饮食烹调形式以炸、烤、腌制熏酱、烘焙等居多；单次进食总量主食搭配肉菜类等400~500 g或以上，进餐时间5~10分钟（团体聚餐除外）。此外，肥胖患者普遍伴随作息时间不规律等现象，如晚睡，运动量较正常人下降等。

术前不良饮食方式及生活习惯已经导致疾病的发生，外科手术干预并非一劳永逸，如患者自身对手术认知不足、术后依从性差，不配合饮食模式过渡，则会导致术后远期出现营养问题，亦可导致体重反弹及代谢病复发。综上所述，合理的饮食指导不仅能使患者安全度过围手术期，而且是保证手术远期持续有效的关键。本章将分别介绍腹腔镜袖状胃切除术、腹腔镜胃旁路术这两种术式的术后饮食指导流程及要点。

一、腹腔镜袖状胃切除术（LSG）

（一）全流质饮食（术后1~7天）

1. 全麻清醒后

全麻患者清醒后遵医嘱可进少量温水，单次进水量可以瓶装矿泉水的瓶盖为单位，每次半瓶盖（约2 mL），每隔10~20分钟饮用一次。

2. 术后第3天

行胃肠道造影检查，造影检查显示通畅，可开始全流质饮食，如稀米汤、蔬菜汤、低糖果汁（碳酸饮料及含乙醇的饮料除外）。告知患者因服用造影剂（碘普罗胺）的原因，部分患者可能会出现轻度腹泻症状，可增加饮水频次，加快造影剂排出。如部分超级肥胖患者行胃肠道造影检查X线透视显影不佳时，可饮用亚甲蓝配置水（亚甲蓝2 mL加入500 mL矿泉水），单次瓶盖小口饮用观察引流管颜色。亚甲蓝配置水饮用300 mL以上，如无异常反应可逐渐开始全流质饮食。

3. 全流质饮食期间

建议患者每2~3小时进餐1次，每次进食量为30~50 mL，可选用咖啡勺用餐，适量在米汤内加入少许儿童酱油、腐乳汁或榨菜汁进行调味。在此期间切勿大口进食进水，以免增加发生吻合口漏等风险。

（二）低脂半流质饮食（术后2~4周）

1. 食物列举

（1）日常小米粥（米汤与米粥各占50%）中可加入蔬菜嫩叶，如菠菜、油麦菜等。

（2）鸡蛋羹（无油）。

（3）低脂蛋白质粉。

（4）鸡肉、鱼肉、牛羊肉汤（去掉油及肉渣）。

（5）蔬菜面条汤（可食蔬菜及面汤）。

2. 进食速度及要求

（1）建议每2~3小时进餐1次，单次进食量为50~100 mL。小贴士推荐：术后进食速度控制首推咖啡勺，其优点为容量少，增加频率，间接利于控制进食速度。如速度控制仍不佳者，可考虑用咖啡勺左手进餐（“左利手”者换用右手）。

（2）除饮汤外，全天饮水量不少于1 000 mL，但餐前1小时不要饮水及喝汤，以免占胃容量影响进食，餐后半小时内不要饮水，以免出现恶心、呕吐情况，睡前2小时停止进食。

（3）奶类、豆类及其制品术后2周内不建议食用，以免引起胃肠道胀气不适。

（三）软质易消化饮食（术后1~2个月）

1. 食物列举

（1）儿童龙须面（可加入嫩叶蔬菜、鸡蛋花等）。

（2）小米粥[可加入枸杞子、大枣、鸡肉丝、虾蓉（虾仁剁碎成泥蓉状）等]。

（3）儿童馄饨、水饺。

（4）馒头、花卷等发面面食泡入汤内进食。

2. 进食速度及要求

（1）建议每3~4小时进餐1次，单次进食量50~100 g，细嚼慢咽，每口咀嚼>20次，避免食用过于坚硬或大块的食物。

（2）单次进餐时间>15分钟。

（3）此阶段每日蛋白质摄入量为60~80 g/d。

（4）面食，如（发面）馒头、花卷等，掰成小手指指腹大小，泡入菜汤或肉汤膨胀后食用，切勿大口单独食用面食类食物后立刻喝汤，易造成胃部阻塞，导致恶心呕吐等情况发生。

（5）在此阶段单次进餐，食物种类切勿过于多样化，如出现进食后不适，将会无法判断是食物不耐受或进食方式不当所导致。

（6）每日饮水量不少于1 500 mL，如早期无法适应可在水中加入枸杞子、大枣煮水饮用，逐渐建立饮水习惯。茶类、咖啡类饮品不建议饮用。

（四）固体均衡饮食（术后3个月及以上）

1. 食物列举

（1）米饭、馒头、包子等。

（2）牛肉炖萝卜、羊肉炖冬瓜等。

（3）黄瓜炒鸡蛋、凉拌茄子。

2. 进食速度及要求

（1）建议每日3餐规律进食，早餐食物种类应多样化合理搭配，包括谷类、动物性食物（肉类、蛋类）、奶类及奶制品、蔬菜和水果等食物；早晨起床半个小时后进餐较适宜，可以选择馒头、全麦面包、汤面、粥等，适量搭配富含优质蛋白的食物，如牛奶、鸡蛋、豆浆等。可在两餐间加餐1~2次，搭配新鲜蔬菜水果、酸奶、面包、苏打饼干等。

（2）考虑日常生活习惯和消化系统的生理特点，一日三餐的时间应相对规律。一般情况下，早餐安排在6:30~8:30，午餐11:30~13:30，晚餐18:30~20:00为宜。早餐所用时间以15~20分钟为宜，午餐、晚餐以30分钟左右为宜，不宜过短，也不宜太长；进餐时间过短，不利于消化液的分泌及消化液和食物的充分混合，出现进食后胃部顶胀感导致恶心、呕吐、胃痛等情况；进餐时间太长，会不断地摄取食物，导致热量摄入增加。

（3）全天饮水量为每千克体重30 mL。术后半年内避免进食辛辣刺激性食物，如辣椒、酒、咖啡、浓茶和含粗纤维较多的芹菜、韭菜等，以免发生胃部不适等症。

（4）日常烹调方法不宜采用炸、煎、烟熏等方式，不利食物消化，同时降低食物营养成分。推荐采用蒸、煮、烩、炖等烹调方法。

二、腹腔镜胃旁路术（LRYGB）

（一）全流质饮食（术后第3~7天）

1. 术后48小时

禁食，为缓解患者口腔干燥不适，可用小喷壶向口腔内或唇部喷洒少量温水，每1~2小时1次。

2. 术后第3天

行胃肠道造影检查，如部分超级肥胖患者行胃肠道造影检查，X线透视显影不佳时，可饮用亚甲蓝配置水（亚甲蓝2 mL加入500 mL矿泉水），单次瓶盖小口饮用观察引流管颜色。亚甲蓝配置水饮用300 mL以上，如无异常反应可逐渐开始全流质饮食。

3. 全流质饮食期间

建议患者每1~2小时进餐1次，单次进食量20~30 mL。进食后如患者出现嗝逆明显，嘱患者进食后不要立刻平卧，取坐位或床边活动片刻，随着进餐次数增加症状逐渐改善。

（二）低脂半流质饮食（术后2~4周）

1. 食物列举

（1）日常小米粥（米汤与米粥各占50%）可加入嫩叶蔬菜，如菠菜、油麦菜等。

（2）鸡蛋羹（无油）。

（3）低脂蛋白质粉。

（4）鸡肉、鱼肉、牛肉、羊肉汤（去掉油及肉渣）。

（5）蔬菜面条汤（可食蔬菜及面汤）。

2. 进食速度及要求

（1）建议每2~3小时进餐1次，单次进食量30~50 mL，建议使用咖啡勺进餐。

（2）除饮汤外，全天饮水量不少于1 000 mL，但餐前1小时不要饮水及喝汤，以免占胃容量影响进食，餐后半小时内不要饮水，以免出现恶心、呕吐情况，睡前2小时停止进食。

（3）奶类、豆类及其制品术后2周内不建议食用，以免引起胃肠道胀气不适。

（4）南瓜、紫薯、土豆等薯类高淀粉食物不宜加入粥内，如咀嚼不充分或烹调时间不够，进食后易发生胃部不适，导致恶心、呕吐症状。

（三）软质易消化饮食（术后2~3个月）

1. 食物列举

（1）儿童龙须面（可加入嫩叶蔬菜、鸡蛋花等）。

（2）小米粥[可加入枸杞子、大枣、鸡肉丝、虾蓉（虾仁剁碎成泥蓉状）等]。

（3）儿童馄饨、水饺。

（4）馒头、花卷等发面面食泡入汤内后进食。

2. 进食速度及要求

（1）建议每3~4小时进餐1次，单次进食量50~100 g，细嚼慢咽，每口咀嚼>20次，避免食用过于坚硬或大块的食物。

（2）单次进餐时间>20分钟。

（3）此阶段每日蛋白质摄入量为60~80 g/d。

（4）食用面食，如（发面）馒头、花卷等，掰成小手指指腹大小，泡入菜汤或肉汤膨胀后食用，切勿大口单独食用面食类食物后立刻喝汤，易造成胃部阻塞感明显，导致恶心、呕吐等情况发生。

（5）在此阶段单次进餐食物种类切勿过于多样化，如出现进食后不适，将会无法判断是食物不耐受或进食方式不当所导致。

（6）每日饮水量不少于1 500 mL，如早期无法适应可在水中加入枸杞子、大枣煮水饮用，逐渐建立饮水习惯。茶类、咖啡类饮品不建议饮用。

（四）固体均衡饮食（术后3个月及以上）

1. 食物列举

（1）主食类：米饭、面食、全麦制品等。

（2）肉类：建议首选红肉类，如牛肉、羊肉的瘦肉；鸡肉、鱼类、虾贝类均为优质蛋白含量丰富食物。

（3）豆类：黄豆（植物蛋白含量较丰富）、红豆、绿豆等。

（4）蔬菜类：深色系蔬菜维生素含量较丰富，如铁、钙、维生素B2、维生素C等。食物来源：菠菜、茄子、胡萝卜、紫甘蓝等。

（5）奶制品：牛奶、羊奶等（特殊脂代谢仍异常患者除外），减重代谢术后患者无需选用脱脂牛奶，因多数患者术后动物蛋白摄入不足，每日200~250 mL纯牛奶能促进脂溶性维生素吸收。

（6）水果类：苹果、西柚、樱桃等，根据各地区季节选择应季新鲜水果。避免大量摄入高糖分水果；长期食用水果代替正餐也是不可取的，除了导致糖分过多摄入，随着时间推移部分患者会出现胃部反酸明显等。日常建议经口进食整果，不宜榨汁或深加工，进食整果的同时通过咀嚼可控制单次进食总量，增加饱腹感，如经常将水果榨汁，则会导致水果中部分纤维素流失，水果进食量增加。

2. 进食要点

在固体均衡饮食开始后，仍然还有很多患者停留在上一饮食阶段，例如，主食习惯喝粥，副食选择单一，喜好吃青菜，肉类摄入频次较少等；如出现此类情况，需营养师详细与患者进行沟通评估，找出原因，分析评价日常饮食结构，鼓励其进入均衡饮食阶段。多数患者不愿意过渡到下一饮食阶段的影响因素有以下几点。

（1）进食米饭、面食自觉胃部阻塞感，进食后易引起恶心、呕吐等情况，偶有反酸明显。

分析：大米根据南北地域差别，直链淀粉和支链淀粉含量不同，东北大米属于粳米，直链淀粉居高，口感偏黏，饱满有嚼劲。南方大米支链淀粉含量高，口感偏硬。无论南北方哪种大米，减重代谢术后饮食过渡关键点在于增加咀嚼频次。肥胖患者术前进食较快，咀嚼不充分者居多，术后逐渐适应喝粥、吃汤面，过渡到有嚼劲的米饭、馒头时，胃肠蠕动增加，如咀嚼不充分，就易引起胃部不适等症。

解决方法：第一步，每次进餐在原来主食（粥）中增加一茶匙米饭，每口咀嚼20次以上，逐渐适应1~2周；第二步，汤泡饭，主食量1~2茶匙，可加入菜汤、肉汤，充分咀嚼，适应1周；第三步，炒饭，如酱油炒饭、鸡蛋炒饭、茄子炒饭等，目的是通过调整米饭口味来逐渐适应。通过上述3步调整1~2个月，米饭将基本耐受。

为什么要强调主食的重要性？中国人群每日糖类摄取量需占总能量的55%~65%，传统易获得的主食类型为米饭、馒头，糖类以糖原的形式储存在肌肉及肝脏中，也是肌肉活动时的主要燃料，对维持神经系统和心脏正常功能有着重要意义。如长期不进食主食会导致记忆力减退，四肢无力、B族维生素缺乏等，而当摄入足够量的糖类时则能预防体内蛋白质消耗，开启节约蛋白质的模式。

（2）部分患者术后饮食口味与术前反差较大，如不喜欢吃动物性食物（猪肉、牛肉等），喜好清淡饮食，爱吃蔬菜。

分析：术后早期一定时间内因限制进食种类，加上胃部空间变小，如果此时进食大块油腻的肉类易导致恶心、呕吐等不适反应，如长此以往可能会导致"吃肉恐惧"的心理。长期动物性食物摄入不足，易出现铁、锌、维生素A、维生素B12等营养素缺乏，导致营养性贫血（女性多见）、脱发、皮肤干燥（皮疹）、免疫力下降、记忆力减退等问题。

解决办法：个案管理师及营养师需叮嘱患者按照饮食阶段过渡，告知其如果长期动物性食物摄入不足，易出现铁、锌、维生素A、维生素B12等营养素缺乏，导致营养性贫血（女性多见）、脱发、皮肤干燥（皮疹）、免疫力下降、记忆力减退等问题。推荐患者使用手机App菜谱软件，以视觉效果调整带动食欲，选择适合的食物烹调方法及菜肴形式，例如，肉类过渡排序：鱼肉—鸡肉—羊肉—牛肉。食物形式：肉泥—肉片—肉丁—成块炖肉。烹调形式：肉浓汤—蒸煮—炖—炒。

三、术后营养并发症预防

（一）低蛋白血症

病因：蛋白质是构成机体组织、器官的重要成分，参与生理功能调节，主要吸收部位为空肠中段，胃旁路术后旷置十二指肠及空肠上段，如果术后患者饮食单一，蛋白质长期摄入不足，远期可导致发生低蛋白血症风险。

临床表现：血清白蛋白下降，四肢无力，脱发明显。

预防：术后蛋白质补充尤为重要，推荐每日蛋白质摄入量为60~80 g。术后3个月内可每日口服乳清蛋白粉，3个月后逐渐从膳食中摄取优质蛋白，当蛋白质摄入充足时，对于术后体重调节有重要作用。第一，高蛋白饮食可提高基础代谢率，在术后早期体重及脂肪快速下降时，起到保护及稳定肌肉质量的作用；第二，高蛋白食物可增加饱胀感，从而有利于减少整体能量摄入，达到辅助减重效果。

食物来源：鱼类、禽类、豆类、蛋类、奶类等。其中动物性食物，如牛肉、羊肉的瘦肉以及鱼肉，不仅蛋白质含量较高，而且氨基酸组成更适合人体需要。大豆是植物蛋白质最优质的来源，其中必须脂肪酸、B族维生素、维生素E及膳食纤维等营养素含量丰富。利用蛋白质互补原则，两种或两种以上优质蛋白的食物混合食用有利吸收，食物种属越远越好，例如，动物蛋白+食物蛋白，搭配种类越多越好。

推荐菜肴：鲫鱼炖豆腐、豆皮瓜片炒瘦肉、腐竹鸭肉汤。

（二）营养性贫血、脱发

病因：减重代谢术后，胃酸及内因子分泌减少，从而影响维生素B12及铁吸收。胃旁路术后吻合口溃疡、长期服用抑制胃酸药物也会导致贫血。此外，女性患者在减重代谢术后多囊卵巢综合征逐渐缓解，术后月经周期规律，月经量增多，故贫血情况更为多见。

临床表现：血红蛋白、离子铁、铁蛋白及维生素B12下降；患者自觉疲劳，表现为乏力、头晕、脱发、注意力不集中、工作效率低。

预防：在保证蛋白质摄入充足情况下，日常饮食增加摄入动物性食物，同时避免长期饮用浓茶、咖啡等饮料抑制食欲及阻碍铁吸收，每日饮水不少于2 000 mL。建议术后1年内减少染发、烫发等物理刺激，选择温和无硅油保湿类型的洗发护发产品。

食物来源：动物血制品（鸡血、猪血）、猪肝脏、牛肉和羊肉的瘦肉、海带、木耳及深色蔬菜如茄子、菠菜等。进食同时搭配维生素C蔬菜或水果，促进铁吸收，如彩椒、猕猴桃、西柚等。除日常食补方式外，减重代谢术后患者需定期来医院复诊进行血液检查，如血常规、铁蛋白、离子铁、维生素B12、叶酸等项目检查，如出现化验指标改变明显，需遵医嘱进行静脉补充或口服铁剂，临床常用补铁药物为右旋糖酐铁、蔗糖铁等。在服用铁剂期间应减少饮用奶制品，因牛奶中钙、磷等物质易与铁结合生成不溶性含铁化合物，使铁吸收率下降。

（三）营养性神经病变

病因：胃旁路术后铁和维生素B12缺乏较为常见，因术式旷置大部分胃、十二指肠及空肠上段，是铁和维生素B12吸收主要场所。如果术后患者饮食习惯改变，从而长时间摄入维生素B1、维生素B12、叶酸不足，亦可增加发生营养性神经病变风险，严重者会导致韦尼克脑病（发生率较低）。

临床表现：患者出现头痛、手足皮肤麻木及刺痛感、记忆力下降、虚弱无力、共济失调等症状。

饮食预防：B族维生素人体无法自行合成，需靠外源性的食物或药物补充，术后应增加谷物摄入，主食种类宜多样化，避免长期食用精细米面，以免流失过多B族维生素。

食物来源：维生素B1食物来源于动物内脏（肝、肾、心）、瘦肉、坚果、全谷类、蔬菜、水果。维生素B12食物来源于肉类、鱼类、禽蛋类及乳类等。叶酸食物来源于深色系蔬菜、豆类、麦胚、谷物等。

（四）代谢性骨病

病因：钙吸收部位为十二指肠及空肠上段，维生素D吸收部位为空肠和回肠。减重代谢术后体重快速减轻，食物消化吸收改变，维生素D与钙会随着脂肪减少、肌肉量下降而流失。如果维生素D3长期缺乏会引起骨密度降低、骨质疏松，骨折风险增加，严重者导致出现代谢性骨病。临床表现：钙缺乏会导致腿部抽筋、肌肉无力、肌肉疼痛。饮食预防：术后饮食注意补充钙和维生素D含量丰富的食物，日常适量饮用纯牛奶、羊奶，增加室外活动，勤晒太阳。食物来源：钙食物来源——牛奶及奶制品、豆制品、鱼虾贝类等海产品；维生素D食物来源——鱼肝油、深海鱼类、动物肝脏、蛋黄、坚果等。

除上述日常需注意补充营养素外，锌、铜、镁、磷等矿物质同样需要关注，术后按照要求服用多种维生素及矿物质补充剂是必要的，也是有效避免出现远期并发症的最佳方式。减重代谢手术术后个案管理师需与患者保持密切沟通，建立良好友谊，帮助患者重新建立良好的饮食及生活方式，督促患者按照要求来医院复诊检查。

（赵玉会，吉林大学中日联谊医院）

第三十一章　减重代谢外科患者沟通技巧

人际沟通（interpersonal communication）一般指人与人之间的信息交流过程。其过程就是人们采用言语、表情、通信等方式彼此进行的事实、思想、意见、情感等方面的交流，以达到人与人之间对信息的共同理解和认识，取得相互之间的了解、信任，形成良好的人际关系，从而实现对行为的调节。沟通是个体在人际交往中交流思想、感情和知识等信息的过程，是信息在个体间的双向流动。

一、与减重代谢手术患者的沟通

人际沟通是一种历程，是在一段时间之内，有目的地进行的一系列行为。与减重代谢手术患者餐后闲聊，或电话聊天，或使用网络在微信、QQ、抖音、快手里与“胖胖”们对谈都是一种人际沟通。而在每一个沟通的历程里，都会产生意义，此类行为，都算是在进行人际沟通。

人际沟通重点在于它是一种有意义的沟通历程。沟通的过程中，其内容表现出的是“什么”，其意图所传达的是理由是“为何”，以及其重要性的价值对应出此沟通“有多重要”。

减重代谢手术患者与医护人员双方在沟通历程中表现的是一种互动，对沟通的过程中以及沟通之后所产生的意义都要负有责任。在与减重代谢手术患者尚未沟通之前，不能先预设沟通互动后的结果，如减重代谢手术患者与医生咨询“我没有医保，能不能给我一点优惠”，此时还未进行互动，不能知晓结果。结果可能是yes，也可能是no，而且yes或no的结果又存在着许许多多的语气、态度等方面的差别。

二、与减重代谢手术患者的沟通动机

（1）自我呈现（例如，我们是某某医院减重中心，为您提供减重咨询服务）。

（2）社会交换（例如，您目前的情况可以选择手术，在您决定后，我们尽快为您预约安排）。

（3）社会实在（例如，感谢您选择到本中心做减重代谢手术，我们的个案管理师将全程为您做好围手术期护理工作）。

三、与减重代谢手术患者沟通的过程

可以将这个过程分成几个阶段，而在每一个阶段，都要选择你要说什么，要怎么说。在此，我们将其分为5个阶段（图31-1）：①展开谈话；②前馈；③进入正题；④反馈；⑤结束谈话。谈话阶段和操作方式会根据减重代谢手术患者的性格、文化背景、语境、谈话目的等因素而有所不同。

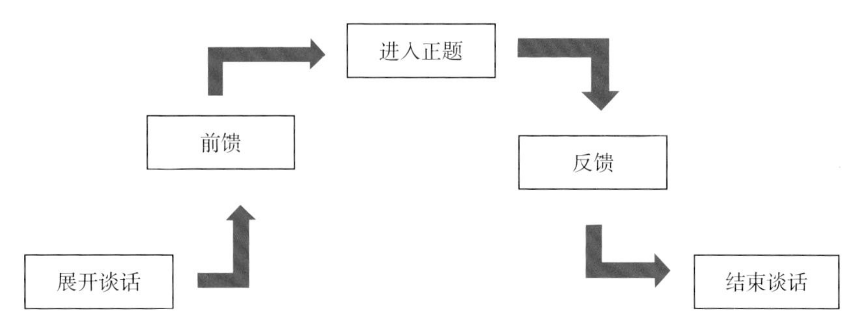

图31-1 沟通过程

（一）展开谈话

第一步就是展开谈话，通常可以先问候，如："您好，最近血糖怎么样？""您好，我是某某护士。"这些问候语都是很好的寒暄的例子，可以在两个人之间建立关系，并为有意义的对话做铺垫。当然，展开谈话可以是口头的，也可以不是口头的，一个微笑或握手也可以和"您好"表达同样的含义。寒暄十分常见，人们经常会忽略。如果没有寒暄，患者可能会觉得不舒服，觉得措手不及。

（二）前馈

第二步是前馈，医生通常可以先提供一些前馈，也就是告诉减重代谢手术患者谈话的主题，如“我想跟您聊聊减重手术”“我们的手术预约流程您大概清楚了吗？”或者“我们来聊聊随访计划”。前馈也可以定下整个谈话的基调，如“我很担心，想和您聊聊术后注意事项”，或者定下谈话时间，如“我就说两分钟”。如果前馈使用不当，会使谈话陷入尴尬。

（三）进入正题

第三步，进入正题，即谈话的实质内容或主要内容。采用进入正题的表述，是为了强调大部分谈话都是有目标的。也就是说，进行谈话是为了实现人际沟通的一个或多个目的。总体而言，这一步可以通过与减重代谢手术患者进行角色互换得以实现。大部分令人满意的谈话轮换都是很快的。在这一阶段，你会谈论减重代谢手术患者对减重手术的了解，预约流程或随访计划。很明显，这是谈话中最长的一部分，这也说明为什么我们要展开话题、提出前馈。

（四）反馈

第四步是反馈，是第二步的反面。你通常都会回顾一下谈话，以表示你个人认为正题部分已经结束，如“所以你对减重手术已经很了解了”“您觉得我们的预约流程很好，只是排队时间需要很久”或者“好的，我们现在就给您列出随访计划”。

（五）结束谈话

第五步是最后一步，也是第一步的反面，也就是结束谈话或道别，这一步通常可以展示人们对谈话是否满意，比如“我希望您能尽快联系我们”“我们会主动与您联系的”。结束谈话时，还可以为今后作沟通打算，如“明天上午我给您回电话确认住院日期”或者“周四为您预约主任专家门诊面诊吧”。结束谈话时含糊不清，通常会使情况变得尴尬，你不知道自己是要道别还是等等看对方会不会说点别的。

四、与减重代谢手术患者的沟通方式

（一）语言沟通

语言沟通包括口头语言、书面语言和电子媒介沟通等。语言是人际沟通的主要手段。利用语言交流信息时，只要参与交流的各方对情境的理解高度一致，交流的意义就损失得最少。特别是语言沟通伴随着合适的副语言和其他非语言手段时更能完美地传达信息。

谈话的规则：语言沟通要遵循一定的规则，这些规则通常是不成文的共同的默契。谈话规则在不同社会、不同文化、不同团体和不同职业之间有所差别，但也有一些普遍性的规则。例如，一方讲话时对方应注意倾听，不要轻易打断对方的谈话，只能有一个人讲话，另一个人想讲话，必须等对方把话讲完，要注意用词文雅等。

在实际的语言沟通中，根据内容和情境的需要，谈话的双方还必须有一些特殊的交谈规则。例如，减重专科医护人员在与患者或其亲属谈话时，要少用专业术语，而多用通俗性的语言，多打些比喻。至于谁先讲，什么时间讲，讲多长时间，怎么讲等，都要与参与沟通的各方进行协调。交谈中还有一种更重要的协调，即说者的意思和听者所理解的意思之间的协调。

（二）非语言沟通

非语言沟通是语言沟通的补充形式，有时也单独使用。非语言符号系统主要包括副语言和视觉符号两大类。视觉符号主要包括面部表情、身体运动和姿势、目光接触、人际距离、衣着等，身体接触也是人们常用的一种非语言符号。

副语言：也称为辅助语言，人们说话的音调、响度、速度、停顿、升调、降调的位置等都有一定的意义，可以成为人们理解言语表达内容的线索。这些伴随言语的线索称为副语言。同一句话加上不同的副语言，就可能有不同的含义。例如“你需要做减重手术”这句话，如果用一种平缓的声音说，可能只是陈述一种事实；如果加重“减重”这个词，并使用疑问语气，则表示说者认为去做减重手术不明智；如果加重“你”这个词，并使用疑问语气，就可能表达对对方是否需要做减重手术持怀疑的态度。研究副语言存在的一个困难就是这些线索一般没有固定的意义。大家都清楚“减重手术”意味着什么，“想做”意味着什么，但是对于伴随他们的副语言的意义，人们的理解可能不一致。对某些人来说，停顿可能意味着强调，对另一些人来说，或许意味着不肯定。研究表明，嗓门高可能意味着兴奋，也可能意味着说谎。副语言的特定意义依赖于交谈情境以及个人的习惯和特性。

面部表情：面部表情可以清楚地表明一个人的情绪，一般是非随意的、自发的，但也是可以控制的。在人际沟通中，有时人们有意控制自己的面部表情，以加强沟通效果。微笑可以是幸福和喜悦的表示，也可以是友好的表示，有时甚至可以表达歉意。某种表情的具体含义在很大程度上依赖沟通情境和沟通者的习惯特征。

身体运动和姿势：身体运动和姿势在人际沟通中也可用来传达信息或强调所说的话，被称为体态语言。摊开双手向房间里摆动，表示邀请，体育比赛中裁判用手势表示他的判决。体态语言的含义依赖于多种因素，主要有沟通情境、沟通者的习惯以及沟通者所处的文化背景等。

目光接触：目光接触可能是非语言沟通的主要信息来源，至少可以表明交谈的双方对交谈感兴趣。目光接触可以表达爱、喜欢和关心的感情，有时人们避免目光接触。有些人在向别人报告坏消息或者说一些痛苦的事情时往往避开对方的眼睛，有时沟通者由于害羞、恐惧或说谎而避免目光接触。根据不同的减重代谢手术患者采用不一样的沟通方式。

减重代谢手术患者有效沟通的标志：与减重代谢手术患者的有效沟通，通常沟通结束后会达到以下3种目的或效果——提高患者对减重代谢手术的学习认知，促进医患的情感交流，解决内心矛盾问题、获得减重代谢手术患者围手术期的配合。

五、与减重代谢手术患者的沟通原则

要使与减重代谢手术患者沟通有良好的结果，必须遵循以下沟通3原则：①谈论行为不谈论个性，即对事不对人的原则；②要明确沟通内容；③积极聆听。

六、与减重代谢手术患者的沟通技巧

非语言沟通技巧是一种面部表情、音调和姿态的综合运用技巧，有效利用非语言沟通，能够反映出你积极合作的态度，从而为沟通建立起信任基础。语言沟通技巧可通过使用文字增加讯息的清晰性。自我表达技巧可帮助别人更了解你。倾听和反应技巧能帮助你解释他人语言的含义并且分享所接受的含义。影响技巧可帮助说服别人改变他们的态度或行为。营造气氛的技巧可创造一种正向的气氛使有效的沟通较易达成。

沟通视窗的运用技巧：沟通视窗即国际通行的乔哈里视窗。当我们对说和问不同对待的时候，即说得多或问得多，就会使别人对你产生不同的印象，影响别人对你的信任度。

人际风格沟通技巧：选择与沟通对象接近的沟通方式。

人际沟通是否有效视个人的沟通能力而定。因为沟通情况是复杂的、多元化的，最重要的是要具有弹性的沟通能力，因此，需要有非常多的人际沟通技巧可供使用。技巧可以学习、发展和改进，可以使用写下目标的方式有系统地扩大技巧范畴。

（臧燕，南京医科大学第一附属医院）

附录　减重代谢外科名词解释

1. 减重外科（bariatric surgery）：是指通过胃肠手术治疗减轻体重从而治疗相关疾病的外科，治疗目的是使体重下降，目标是通过减轻体重治疗肥胖引起的相关疾病。

2. 代谢外科（metabolic surgery）：是指通过胃肠道手术治疗达到2型糖尿病缓解甚至“治愈”的外科，治疗的目的是2型糖尿病的完全缓解，目标是降低糖尿病的长期相关并发症发生率，或者避免长期相关并发症发生。

3. 胃旁路术（Roux-en-Y gastric bypass，RYGB）：是在贲门下做一个20 mL左右的小胃囊，再行胃囊和空肠的Roux-en-Y吻合术，胆胰支和食物支的长度总和一般是不低于200 cm，胃肠吻合口一般建议在1.5 cm左右，肠系膜裂孔和Petersen间隙需要关闭。

4. 袖状胃切除术（sleeve gastrectomy，SG）：是沿着胃小弯纵行切除胃底全部、胃大弯和部分胃窦，一般使用36~38 Fr的支撑管，保留了贲门和幽门。

5. 胆胰转流术/胆胰转流术联合十二指肠转位术（biliopancreatic diversion，BPD/biliopancreatic diversion with duodenal switch，BPD-DS）：BPD手术是远端胃大部切除，保留近端胃小囊200~500 mL，将十二指肠近端关闭，在回肠远端250 cm处建立胃回肠吻合，在距离回盲瓣50 cm处将胆胰肠襻吻合到回肠。BPD-DS是改良前术式，在幽门远侧分离横断十二指肠，功能肠襻在幽门远侧与十二指肠吻合，而胃则做袖状胃切除。

6. 个案管理（case management）：是指社会工作专业人员为一群或者某一类人员提供统筹协调服务，以专业团队协作的形式提供服务，以扩大服务成效为目的。减重个案管理师就是提供从患者咨询到手术教育，术后随访等一系列服务的专职人员。

7. 袖状胃切除加术式（sleeve gastrectomy plus，SG plus）：是指在袖状胃切除术的基础上增加其他手术从而达到更优的减重降糖效果或者避免袖状胃切除的并发症。可以是袖状胃切除加空肠空肠旁路术（SG+JJB）、袖状胃切除加十二指肠空肠旁路术（SG+DJB）、袖状胃切除术联合单吻合口十二指肠回肠旁路术（SADI–S）、单吻合口十二指肠转位术（SIPS）、袖状胃切除术联合双通路手术（SG+TB）等。

8. 单吻合口胃旁路术（one anastomoses gastric bypass，OAGB）：是指在从小弯胃窦部切割出管型胃囊，从屈氏韧带测量200 cm小肠进行胃囊空肠吻合。迷你胃旁路术和单吻合口胃旁路术基本类似，在操作细节上有些差别。

9. 随访率（follow up rate）：是指减重代谢术后患者需要按照随访时间点进行复查和评估，实际随访的人数除以应该随访的人数，得到的百分数就是随访率。

10. 多余体重减少率（excess weight loss rate，EWL）：术前实际体重减去标准体重就是多余体重，减掉的体重和多余体重的比值就是多余体重减少率。

11. 总体重减少率（total weight loss rate，TWL）：指减轻的体重占总体重的百分比。类似的还有总BMI减少率。

12. 体重指数（body mass index，BMI）：是用体重千克（公斤）数除以身高米数平方得出的数字，是国际上常用的衡量人体胖瘦程度以及是否健康的一个标准。BMI正常值为18.5~23.9，BMI低于18.5的个体为过瘦，BMI 24~27.9的个体为超重，BMI≥28为肥胖。

（梁辉，南京医科大学第一附属医院）

参考文献

[1] Rubino F, Nathan DM, Eckel RH, et al. Metabolic Surgery in the Treatment Algorithm for Type 2 Diabetes: A Joint Statement by International Diabetes Organizations[J]. Diabetes Care, 2016, 39(6): 861-877.

[2] Lee JA, Lee SH, Park JH, et al. Analysis of the factors related to the needs of patients with cancer[J]. J Prev Med Public Health, 2010, 43(3): 222-234.

[3] Jary J, Franklin L. The role of the specialist nurse in breast cancer[J]. Prof Nurse, 1996, 11(10): 664-665.

[4] 薛美琴,张玲娟. 个案管理模式在我国的应用及思考[J]. 中华护理杂志,2014,49(3): 367-371.

[5] 童亚慧,乔建歌,杨青敏. 个案管理模式的国内外研究现状[J]. 护理学杂志,2014, 29(13): 95-97.

[6] Bernabei R, Landi F, Gambassi G, et al. Randomised trial of impact of model of integrated care and case management for older people living in the community[J]. BMJ, 1998, 316(7141): 1348-1351.

[7] Huber DL. The diversity of case management models[J]. Lippincotts Case Manag, 2002, 7(6): 212-220.

[8] Louis R, Deborah R, Donghai W. Complete case management in medical system in USA[J]. American Public Nurs, 2004, 8(12): 77-78.

[9] Holloway F, Oliver N, Collins E, et al. Case management: A critical review of the outcome literature[J]. Eur Psychiatry, 1995, 10(3): 113-128.

[10] Brass-Mynderse NJ. Disease management for chronic congestive heart failure[J]. J Cardiovasc Nurs, 1996, 11(1): 54-62.

[11] Bernabei R, Landi F, Gambassi G, et al. Randomised trial of impact of model of integrated care and case management for older people living in the community[J]. BMJ, 1998, 316(7141): 1348-1351.

[12] Huber DL. The diversity of case management models[J]. Lippincotts Case Manag, 2002, 7(6): 212-220.

[13] 刘云娥,王志红. 国外个案管理在家庭护理中的发展现状及对我国的启示[J]. 中国

实用护理杂志，2008，24(16)：65-67.

[14] Chang HC，Chang YC，Lee SM，et al. The effectiveness of hospital-based diabetes case management：an example from a northern Taiwan regional hospital[J]. J Nurs Res，2007，15(4)：296-309.

[15] Vrijhoef HJ，Diederiks JP，Spreeuwenberg C，et al. The nurse specialist as main care-provider for patients with type 2 diabetes in a primary care setting：effects on patient outcomes[J]. Int J Nurs Stud，2002，39(4)：441-451.

[16] Arts EE，Landewe-Cleuren SA，Schaper NC，et al. The cost-effectiveness of substituting physicians with diabetes nurse specialists：a randomized controlled trial with 2-year follow-up[J]. J Adv Nurs，2012，68(6)：1224-1234.

[17] Vrijhoef HJ，Diederiks JP，Spreeuwenberg C，et al. Substitution model with central role for nurse specialist is justified in the care for stable type 2 diabetic outpatients[J]. J Adv Nurs，2001，36(4)：546-555.

[18] 徐海萍，王水，孙茹萍，等. 移动互联网技术在乳腺癌患者术后康复个案管理中的应用研究[J]. 中国护理管理，2017，17(11)：1540-1544.

[19] 方琼，裴艳，刘佳琳，等. 全程专业化个案管理模式在乳腺癌患者护理中的作用[J]. 解放军护理杂志，2013，30(2)：51-54.

[20] Wang L，Gao P，Zhang M，et al. Prevalence and Ethnic Pattern of Diabetes and Prediabetes in China in 2013[J]. JAMA，2017，317(24)：2515-2523.

[21] 中华医学会糖尿病学分会. 中国2型糖尿病防治指南(2013年版)[J]. 中国糖尿病杂志，2014，22(8)：2-42.

[22] Brito JP，Montori VM，Davis AM. Metabolic Surgery in the Treatment Algorithm for Type 2 Diabetes：A Joint Statement by International Diabetes Organizations[J]. JAMA，2017，317(6)：635-636.

[23] National Clinical Guideline Centre (UK). Obesity：identification, assessment and management of overweight and obesity in children, young people and adults: partial update of CG43[M]. London: National Institute for Health and Care Excellence (UK)，2014.

[24] Logue J. Management of obesity：a National clinical guideline[J]. 2010.

[25] Health N，Council M R. Clinical practice guidelines for the management of overweight and obesity in adults，adolescents and children in Australia[Z]. National Health and Medical Research Council Melbourne，2013.

[26] Jensen MD，Ryan DH，Apovian CM，et al. 2013 AHA/ACC/TOS guideline for the management of overweight and obesity in adults：a report of the American College of Cardiology/American Heart Association Task Force on Practice Guidelines and The Obesity Society[J]. Circulation，2014，129(25 Suppl 2)：S102-S138.

[27] Patel P，Hartland A，Hollis A，et al. Tier 3 multidisciplinary medical weight management improves outcome of Roux-en-Y gastric bypass surgery[J]. Ann R Coll Surg Engl，2015，97(3)：235-237.

[28] Padwal RS，Sharma AM，Fradette M，et al. The evaluating self-management and educational support in severely obese patients awaiting multidisciplinary bariatric care (EVOLUTION) trial：rationale and design[J]. BMC Health Serv Res，2013，13：321.

[29] Appel LJ，Clark JM，Yeh HC，et al. Comparative effectiveness of weight-loss interventions in

clinical practice[J]. N Engl J Med,2011,365(21):1959-1968.

[30] 吴凡,邓笑伟. 营养治疗和远程随访干预对肥胖患者减重的效果研究[C]. 第八届健康产业论坛暨第五次全国健康管理学学术会议论文集,2013:505.

[31] 张莉萍,戴晓冬,杨宁琍,等. 延伸健康教育路径对减重术后患者生活质量的影响[J]. 中华现代护理杂志,2014,20(31):3964-3967.

[32] 洪鑫芳,贺媛,曾强,等. 健康信念模式在减重行为中的运用[J]. 中国食物与营养,2013,19(9):4.

[33] Felsenreich DM, Ladinig LM, Beckerhinn P, et al. Update: 10 Years of Sleeve Gastrectomy-the First 103 Patients[J]. Obes Surg,2018,28(11):3586-3594.

[34] Hajifathalian K, Sharaiha RZ. [J]. Gastrointest Endosc,2020,91(5):1074-1077.

[35] Yehoshua RT, Eidelman LA, Stein M, et al. Laparoscopic sleeve gastrectomy--volume and pressure assessment[J]. Obes Surg,2008,18(9):1083-1088.

[36] 马颖璋,马驰野,陆伟,等. 胃袖状切除复胖后再次胃袖状切除术[J]. 腹腔镜外科杂志,2019,24(7):495-497.

[37] Nedelcu M, Noel P, Iannelli A, et al. Revised sleeve gastrectomy (re-sleeve)[J]. Surg Obes Relat Dis,2015,11(6):1282-1288.

[38] Rebibo L, Fuks D, Verhaeghe P, et al. Repeat sleeve gastrectomy compared with primary sleeve gastrectomy: a single-center, matched case study[J]. Obes Surg,2012,22(12):1909-1915.

[39] Zaveri H, Surve A, Cottam D, et al. A Multi-institutional Study on the Mid-Term Outcomes of Single Anastomosis Duodeno-Ileal Bypass as a Surgical Revision Option After Sleeve Gastrectomy[J]. Obes Surg,2019,29(10):3165-3173.

[40] Dijkhorst PJ, Boerboom AB, Janssen IMC, et al. Failed Sleeve Gastrectomy: Single Anastomosis Duodenoileal Bypass or Roux-en-Y Gastric Bypass? A Multicenter Cohort Study[J]. Obes Surg,2018,28(12):3834-3842.

[41] Parmar CD, Mahawar KK, Boyle M, et al. Conversion of Sleeve Gastrectomy to Roux-en-Y Gastric Bypass is Effective for Gastro-Oesophageal Reflux Disease but not for Further Weight Loss[J]. Obes Surg,2017,27(7):1651-1658.

[42] De Luca M, Tie T, Ooi G, et al. Mini Gastric Bypass-One Anastomosis Gastric Bypass (MGB-OAGB)-IFSO Position Statement[J]. Obes Surg,2018,28(5):1188-1206.

[43] Debs T, Petrucciani N, Kassir R, et al. Laparoscopic Conversion of Sleeve Gastrectomy to One Anastomosis Gastric Bypass for Weight Loss Failure: Mid-Term Results[J]. Obes Surg,2020,30(6):2259-2265.

[44] Poghosyan T, Alameh A, Bruzzi M, et al. Conversion of Sleeve Gastrectomy to One Anastomosis Gastric Bypass for Weight Loss Failure[J]. Obes Surg,2019,29(8):2436-2441.

[45] Heneghan HM, Yimcharoen P, Brethauer SA, et al. Influence of pouch and stoma size on weight loss after gastric bypass[J]. Surg Obes Relat Dis,2012,8(4):408-415.

[46] Al-Bader I, Khoursheed M, Al Sharaf K, et al. Revisional Laparoscopic Gastric Pouch Resizing for Inadequate Weight Loss After Roux-en-Y Gastric Bypass[J]. Obes Surg,2015,25(7):1103-1108.

[47] Amor IB, Petrucciani N, Kassir R, et al. Midterm Outcomes of Gastric Pouch Resizing for Weight Regain After Roux-en-Y Gastric Bypass[J]. Obes Surg,2020,30(7):2723-2728.

[48] Brunaldi VO, Jirapinyo P, de Moura DTH, et al. Endoscopic Treatment of Weight Regain Following Roux-en-Y Gastric Bypass: a Systematic Review and Meta-analysis[J]. Obes Surg, 2018, 28(1): 266-276.

[49] Kumar N, Thompson CC. Transoral outlet reduction for weight regain after gastric bypass: long-term follow-up[J]. Gastrointest Endosc, 2016, 83(4): 776-779.

[50] Shin RD, Goldberg MB, Shafran AS, et al. Revision of Roux-en-Y Gastric Bypass with Limb Distalization for Inadequate Weight Loss or Weight Regain[J]. Obes Surg, 2019, 29(3): 811-818.

[51] Parikh M, Pomp A, Gagner M. Laparoscopic conversion of failed gastric bypass to duodenal switch: technical considerations and preliminary outcomes[J]. Surg Obes Relat Dis, 2007, 3(6): 611-618.

[52] Mahawar KK, Himpens JM, Shikora SA, et al. The first consensus statement on revisional bariatric surgery using a modified Delphi approach[J]. Surg Endosc, 2020, 34(4): 1648-1657.

[53] Dayan D, Kuriansky J, Abu-Abeid S. Weight Regain Following Roux-en-Y Gastric Bypass: Etiology and Surgical Treatment[J]. Isr Med Assoc J, 2019, 21(12): 823-828.

[54] NCD Risk Factor Collaboration (NCD-RisC). Trends in adult body-mass index in 200 countries from 1975 to 2014: a pooled analysis of 1698 population-based measurement studies with 19 · 2 million participants[J]. Lancet, 2016, 387(10026): 1377-1396.

[55] Avenell A, Robertson C, Skea Z, et al. Bariatric surgery, lifestyle interventions and orlistat for severe obesity: the REBALANCE mixed-methods systematic review and economic evaluation[J]. Health Technol Assess, 2018, 22(68): 1-246.

[56] Han Y, Jia Y, Wang H, et al. Comparative analysis of weight loss and resolution of comorbidities between laparoscopic sleeve gastrectomy and Roux-en-Y gastric bypass: A systematic review and meta-analysis based on 18 studies[J]. Int J Surg, 2020, 76: 101-110.

[57] 江燕,喻芹. 胃旁路术治疗肥胖症患者的护理[J]. 护理学杂志, 2008, 23(14): 28-29.

[58] 范美龄,陈伟菊,余淑卿,等. 1例BMI 99. 1 kg/m^{2}肥胖症患者腹腔镜胃旁路术的护理[J]. 中华肥胖与代谢病电子杂志, 2020, 6(1): 62-65.

[59] 樊鹏霞. 腹腔镜下胃减容减重术治疗病态性肥胖症5例围手术期护理[J]. 齐鲁护理杂志, 2012, 18(35): 62-64.

[60] 丁丹,郑成竹. 手术治疗肥胖症及糖尿病——在共识与争议中发展[J]. 中国实用外科杂志, 2011, 31(1): 59-62.

[61] Umpierrez GE, Smiley D, Zisman A, et al. Randomized study of basal-bolus insulin therapy in the inpatient management of patients with type 2 diabetes (RABBIT 2 trial)[J]. Diabetes Care, 2007, 30(9): 2181-2186.

[62] Ng M, Fleming T, Robinson M, et al. Global, regional, and national prevalence of overweight and obesity in children and adults during 1980-2013: a systematic analysis for the Global Burden of Disease Study 2013[J]. Lancet, 2014, 384(9945): 766-781.

[63] Angrisani L, Santonicola A, Iovino P, et al. Bariatric Surgery Worldwide 2013[J]. Obes Surg, 2015, 25(10): 1822-1832.

[64] National Pressure Ulcer Advisory Panel, European Pressure Ulcer Advisory Panel and Pan Pacific Pressure Injury Alliance. Prevention and treatment of pressure ulcers. Clinical practice guideline[M]. Washington, DC: National Pressure Ulcer AdvisoryPanel, 2009.

[65] 孔玉芳,朱智明.肥胖病人的护理[J].海军总医院学报,2002,15(1):53-55.
[66] 魏彦姝,陈杰,路潜,等.术中压疮危险因素评估的研究进展[J].中国护理管理,2013,13(11):64-66.
[67] 陈天云,张瑜.肥胖患者腹部切口皮肤及皮下脂肪浅层贯穿缝合98例分析[J].中国医学创新,2010,7(30):61-62.
[68] 中华医学会外科学分会甲状腺及代谢外科学组,中国医师协会外科医师分会肥胖和糖尿病外科医师委员会.中国肥胖及2型糖尿病外科治疗指南(2019版)[J].中国实用外科杂志,2019,39(4):301-306.
[69] 刘金钢.中国减重代谢外科的现状与分析[J].中华内分泌外科杂志,2018,12(6):441-445.
[70] le Roux CW, Heneghan HM. Bariatric Surgery for Obesity[J]. Med Clin North Am,2018,102(1):165-182.
[71] 中国医师协会外科医师分会肥胖与糖尿病外科医师委员会,中华医学会外科分会甲状腺与代谢外科学组.针对中国肥胖与糖尿病外科手术规范的立场声明[J].中华肥胖与代谢病电子杂志,2017,3(3):121-122.
[72] Shah A, Laferrère B. Diabetes after Bariatric Surgery[J]. Can J Diabetes,2017,41(4):401-406.
[73] Schlottmann F, Nayyar A, Herbella FAM, et al. Preoperative Evaluation in Bariatric Surgery[J]. J Laparoendosc Adv Surg Tech A,2018,28(8):925-929.
[74] Owen JG, Yazdi F, Reisin E. Bariatric Surgery and Hypertension[J]. Am J Hypertens,2017,31(1):11-17.
[75] Schlottmann F, Galvarini MM, Dreifuss NH, et al. Metabolic Effects of Bariatric Surgery[J]. J Laparoendosc Adv Surg Tech A,2018,28(8):944-948.
[76] Roerig JL, Steffen K. Psychopharmacology and Bariatric Surgery[J]. Eur Eat Disord Rev,2015,23(6):463-469.
[77] Altieri MS, Yang J, Zhu C, et al. Preoperative anticoagulation in patients undergoing bariatric surgery is associated with worse outcomes[J]. Surg Endosc,2020,34(9):4177-4184.
[78] Menke MN, King WC, White GE, et al. Contraception and Conception After Bariatric Surgery[J]. Obstet Gynecol,2017,130(5):979-987.
[79] Badreldin N, Kuller J, Rhee E, et al. Pregnancy Management After Bariatric Surgery[J]. Obstet Gynecol Surv,2016,71(6):361-368.
[80] Shah DK, Ginsburg ES. Bariatric surgery and fertility[J]. Curr Opin Obstet Gynecol,2010,22(3):248-254.
[81] Gagnon C, Schafer AL. Bone Health After Bariatric Surgery[J]. JBMR Plus,2018,2(3):121-133.
[82] Milone M, De Placido G, Musella M, et al. Incidence of Successful Pregnancy After Weight Loss Interventions in Infertile Women: a Systematic Review and Meta-Analysis of the Literature[J]. Obes Surg,2016,26(2):443-451.
[83] Puzziferri N, Roshek TB 3rd, Mayo HG, et al. Long-term follow-up after bariatric surgery: a systematic review[J]. JAMA,2014,312(9):934-942.
[84] Montastier E, Chalret du Rieu M, Tuyeras G, et al. Long-term nutritional follow-up post bariatric surgery[J]. Curr Opin Clin Nutr Metab Care,2018,21(5):388-393.
[85] Xu Y, Wang L, He J, et al. Prevalence and control of diabetes in Chinese adults[J]. JAMA,

2013,310(9):948-959.
[86] Marinella MA. Anemia following Roux-en-Y surgery for morbid obesity: a review[J]. South Med J,2008,101(10):1024-1031.
[87] 崔红元,朱明炜,韦军民,等. 不同疾病患者住院期间营养状态变化的调查研究[J]. 中华外科杂志,2017,55(4):297-302.
[88] Yordy BM, Roberts S, Taggart HM. Quality Improvement in Clinical Nutrition: Screening and Mealtime Protection for the Hospitalized Patient[J]. Clin Nurse Spec,2017,31(3):149-156.
[89] 曹霖,汪晓东,李立. 多学科协作诊治模式的会诊流程探讨(一)[J]. 中国普外基础与临床杂志,2007,14(3):343-345.
[90] 中国医师协会外科医师分会肥胖和糖尿病外科医师委员会. 中国肥胖和2型糖尿病外科治疗指南(2014)[J]. 中国实用外科杂志,2014,34(11):1005-1010.
[91] Figura A, Ahnis A, Stengel A, et al. Determinants of Weight Loss following Laparoscopic Sleeve Gastrectomy: The Role of Psychological Burden, Coping Style, and Motivation to Undergo Surgery[J]. J Obes,2015,2015:626010.
[92] Bradley LE, Forman EM, Kerrigan SG, et al. A Pilot Study of an Acceptance-Based Behavioral Intervention for Weight Regain After Bariatric Surgery[J]. Obes Surg,2016,26(10):2433-2441.
[93] Himes SM, Grothe KB, Clark MM, et al. Stop regain: a pilot psychological intervention for bariatric patients experiencing weight regain[J]. Obes Surg,2015,25(5):922-927.
[94] Wulkan ML, Walsh SM. The multi-disciplinary approach to adolescent bariatric surgery[J]. Semin Pediatr Surg,2014,23(1):2-4.
[95] Monson M, Jackson M. Pregnancy After Bariatric Surgery[J]. Clin Obstet Gynecol,2016,59(1):158-171.
[96] Martínez-González MA, Martínez JA, Hu FB, et al. Physical inactivity, sedentary lifestyle and obesity in the European Union[J]. Int J Obes Relat Metab Disord,1999,23(11):1192-1201.
[97] Lee K, Lee CM, Kwon HT, et al. Associations of smoking and smoking cessation with CT-measured visceral obesity in 4656 Korean men[J]. Prev Med,2012,55(3):183-187.
[98] Hensrud DD. Diet and obesity[J]. Curr Opin Gastroenterol,2004,20(2):119-124.
[99] Bartok CJ, Ventura AK. Mechanisms underlying the association between breastfeeding and obesity[J]. Int J Pediatr Obes,2009,4(4):196-204.
[100] Ruhm CJ. Understanding overeating and obesity[J]. J Health Econ,2012,31(6):781-796.
[101] Hill JO, Melanson EL, Wyatt HT. Dietary fat intake and regulation of energy balance: implications for obesity[J]. J Nutr,2000,130(2S Suppl):284S-288S.
[102] Kaisari P, Yannakoulia M, Panagiotakos DB. Eating frequency and overweight and obesity in children and adolescents: a meta-analysis[J]. Pediatrics,2013,131(5):958-967.
[103] Perez M, Warren CS. The relationship between quality of life, binge-eating disorder, and obesity status in an ethnically diverse sample[J]. Obesity (Silver Spring),2012,20(4):879-885.
[104] Colles SL, Dixon JB, O'Brien PE. Night eating syndrome and nocturnal snacking: association with obesity, binge eating and psychological distress[J]. Int J Obes (Lond),2007,31(11):1722-1730.
[105] Obarzanek E, Schreiber GB, Crawford PB, et al. Energy intake and physical activity in

relation to indexes of body fat: the National Heart, Lung, and Blood Institute Growth and Health Study[J]. Am J Clin Nutr, 1994, 60(1): 15-22.

[106] Luppino FS, de Wit LM, Bouvy PF, et al. Overweight, obesity, and depression: a systematic review and meta-analysis of longitudinal studies[J]. Arch Gen Psychiatry, 2010, 67(3): 220-229.

[107] Barreto-Filho JA, Alcântara MR, Salvatori R, et al. Familial isolated growth hormone deficiency is associated with increased systolic blood pressure, central obesity, and dyslipidemia[J]. J Clin Endocrinol Metab, 2002, 87(5): 2018-2023.

[108] Lubrano C, Tenuta M, Costantini D, et al. Severe growth hormone deficiency and empty sella in obesity: a cross-sectional study[J]. Endocrine, 2015, 49(2): 503-511.

[109] Bray G A, Bouchard C. Handbook of obesity[M]. New York: Marcel Dekker, 2003.

[110] Farooqi IS. Monogenic human obesity syndromes[J]. Prog Brain Res, 2006, 153: 119-125.

[111] 中华医学会儿科学分会内分泌遗传代谢学组,《中华儿科杂志》编辑委员会. 中国Prader-Willi综合征诊治专家共识(2015)[J]. 中华儿科杂志, 2015, 53(6): 419-424.

[112] Goldstone AP, Holland AJ, Hauffa BP, et al. Recommendations for the diagnosis and management of Prader-Willi syndrome[J]. J Clin Endocrinol Metab, 2008, 93(11): 4183-4197.

[113] Lee JA, Lee SH, Park JH, et al. Analysis of the factors related to the needs of patients with cancer[J]. J Prev Med Public Health, 2010, 43(3): 222-234.

[114] Jary J, Franklin L. The role of the specialist nurse in breast cancer[J]. Prof Nurse, 1996, 11(10): 664-665.

[115] Chang HC, Chang YC, Lee SM, et al. The effectiveness of hospital-based diabetes case management: an example from a northern Taiwan regional hospital[J]. J Nurs Res, 2007, 15(4): 296-309.

[116] Arts EE, Landewe-Cleuren SA, Schaper NC, et al. The cost-effectiveness of substituting physicians with diabetes nurse specialists: a randomized controlled trial with 2-year follow-up[J]. J Adv Nurs, 2012, 68(6): 1224-1234.

[117] 方琼, 裴艳, 刘佳琳, 等. 全程专业化个案管理模式在乳腺癌患者护理中的作用[J]. 解放军护理杂志, 2013, 30(2): 51-54.

[118] Wang L, Gao P, Zhang M, et al. Prevalence and Ethnic Pattern of Diabetes and Prediabetes in China in 2013[J]. JAMA, 2017, 317(24): 2515-2523.

[119] Patel P, Hartland A, Hollis A, et al. Tier 3 multidisciplinary medical weight management improves outcome of Roux-en-Y gastric bypass surgery[J]. Ann R Coll Surg Engl, 2015, 97(3): 235-237.

[120] Maggard MA, Shugarman LR, Suttorp M, et al. Meta-analysis: surgical treatment of obesity[J]. Ann Intern Med, 2005, 142(7): 547-559.

[121] van Gemert WG, van Wersch MM, Greve JW, et al. Revisional surgery after failed vertical banded gastroplasty: restoration of vertical banded gastroplasty or conversion to gastric bypass[J]. Obes Surg, 1998, 8(1): 21-28.

[122] Gawdat K. Bariatric re-operations: are they preventable?[J]. Obes Surg, 2000, 10(6): 525-529.

[123] 中国医师协会外科医师分会肥胖和糖尿病外科医师委员会. 肥胖代谢外科修正手术东亚专家共识(2018)[J]. 中华肥胖与代谢病电子杂志, 2018, 4(1): 1-4.

[124] Pillai AA, Rinella ME. Non-alcoholic fatty liver disease: is bariatric surgery the answer?[J].

Clin Liver Dis, 2009, 13(4): 689-710.

[125] Schulman AP, Del GF, Sinha N, et al. "Metabolic" surgery for the treatment of type 2 diabetes[J]. Endocr Pract, 2009, 15(6): 624-631.

[126] van Wageningen B, Berends FJ, Van Ramshorst B, et al. Revision of failed laparoscopic adjustable gastric banding to Roux-en-Y gastric bypass[J]. Obes Surg, 2006, 16(2): 137-141.

[127] Weber M, Müller MK, Michel JM, et al. Laparoscopic Roux-en-Y gastric bypass, but not rebanding, should be proposed as rescue procedure for patients with failed laparoscopic gastric banding[J]. Ann Surg, 2003, 238(6): 827-833.

[128] Del Genio G, Limongelli P, Del Genio F, et al. Sleeve gastrectomy improves obstructive sleep apnea syndrome (OSAS): 5 year longitudinal study[J]. Surg Obes Relat Dis, 2016, 12(1): 70-74.

[129] Skubleny D, Switzer NJ, Gill RS, et al. The Impact of Bariatric Surgery on Polycystic Ovary Syndrome: a Systematic Review and Meta-analysis[J]. Obes Surg, 2016, 26(1): 169-176.

[130] Bariatric surgery: An IDF statement for obese Type 2 diabetes[J]. Obes Res Clin Pract, 2011, 5(3): e169-e266.

[131] 中国医师协会外科医师分会肥胖和糖尿病外科医师委员会. 中国肥胖和2型糖尿病外科治疗指南(2014)[J]. 中国实用外科杂志, 2014, 34(11): 1005-1010.

[132] 中华人民共和国卫生部疾病控制司. 中国成人超重和肥胖症预防控制指南[M]. 北京: 人民卫生出版社, 2006.

[133] 刘欢, 梁辉, 管蔚, 等. 代谢外科手术治疗青少年肥胖症患者的临床疗效[J]. 中华消化外科杂志, 2015, 14(7): 560-563.

[134] Nor Hanipah Z, Punchai S, Karas LA, et al. The Outcome of Bariatric Surgery in Patients Aged 75 years and Older[J]. Obes Surg, 2018, 28(6): 1498-1503.

[135] Giordano S, Victorzon M. Bariatric surgery in elderly patients: a systematic review[J]. Clin Interv Aging, 2015, 10: 1627-1635.

[136] Kaplan U, Penner S, Farrokhyar F, et al. Bariatric Surgery in the Elderly Is Associated with Similar Surgical Risks and Significant Long-Term Health Benefits[J]. Obes Surg, 2018, 28(8): 2165-2170.

[137] Mechanick JI, Youdim A, Jones DB, et al. Clinical practice guidelines for the perioperative nutritional, metabolic, and nonsurgical support of the bariatric surgery patient--2013 update: cosponsored by American Association of Clinical Endocrinologists, the Obesity Society, and American Society for Metabolic & Bariatric Surgery[J]. Surg Obes Relat Dis, 2013, 9(2): 159-191.

[138] Jones RL, Nzekwu MM. The effects of body mass index on lung volumes[J]. Chest, 2006, 130(3): 827-833.

[139] 中国医师协会睡眠医学专业委员会. 成人阻塞性睡眠呼吸暂停多学科诊疗指南[J]. 中华医学杂志, 2018, 98(24): 1902-1912.

[140] Maenhaut N, Van de Voorde J. Regulation of vascular tone by adipocytes[J]. BMC Med, 2011, 9: 25.

[141] Mechanick JI, Kushner RF, Sugerman HJ, et al. American Association of Clinical Endocrinologists, The Obesity Society, and American Society for Metabolic & Bariatric Surgery medical guidelines for clinical practice for the perioperative nutritional, metabolic,

and nonsurgical support of the bariatric surgery patient[J]. Obesity (Silver Spring), 2009, 17 Suppl 1: S1-S70, v.
[142] Vasan RS. Cardiac function and obesity[J]. Heart, 2003, 89(10): 1127-1129.
[143] 中华医学会肠外肠内营养学分会营养与代谢协作组，北京协和医院减重多学科协作组. 减重手术的营养与多学科管理专家共识[J]. 中华外科杂志, 2018, 56(2): 81-90.
[144] Cruz-Monserrate Z, Conwell DL, Krishna SG. The Impact of Obesity on Gallstone Disease, Acute Pancreatitis, and Pancreatic Cancer[J]. Gastroenterol Clin North Am, 2016, 45(4): 625-637.
[145] Quesada BM, Kohan G, Roff HE, et al. Management of gallstones and gallbladder disease in patients undergoing gastric bypass[J]. World J Gastroenterol, 2010, 16(17): 2075-2079.
[146] Angulo P. NAFLD, obesity, and bariatric surgery[J]. Gastroenterology, 2006, 130(6): 1848-1852.
[147] Jan A, Narwaria M, Mahawar KK. A Systematic Review of Bariatric Surgery in Patients with Liver Cirrhosis[J]. Obes Surg, 2015, 25(8): 1518-1526.
[148] Shimizu H, Phuong V, Maia M, et al. Bariatric surgery in patients with liver cirrhosis[J]. Surg Obes Relat Dis, 2013, 9(1): 1-6.
[149] Carabotti M, D'Ercole C, Iossa A, et al. Helicobacter pylori infection in obesity and its clinical outcome after bariatric surgery[J]. World J Gastroenterol, 2014, 20(3): 647-653.
[150] Mocanu V, Dang JT, Switzer N, et al. The Effect of Helicobacter pylori on Postoperative Outcomes in Patients Undergoing Bariatric Surgery: a Systematic Review and Meta-analysis[J]. Obes Surg, 2018, 28(2): 567-573.
[151] Sapala JA, Wood MH, Schuhknecht MP, et al. Fatal pulmonary embolism after bariatric operations for morbid obesity: a 24-year retrospective analysis[J]. Obes Surg, 2003, 13(6): 819-825.
[152] Marinella MA. Anemia following Roux-en-Y surgery for morbid obesity: a review[J]. South Med J, 2008, 101(10): 1024-1031.
[153] Yanos BR, Saules KK, Schuh LM, et al. Predictors of Lowest Weight and Long-Term Weight Regain Among Roux-en-Y Gastric Bypass Patients[J]. Obes Surg, 2015, 25(8): 1364-1370.
[154] 章志光. 社会心理学[M]. 北京：人民教育出版社, 1996.
[155] 郑雪. 社会心理学[M]. 广州：暨南大学出版社, 2004.
[156] Prospective Studies Collaboration, Whitlock G, Lewington S, et al. Body-mass index and cause-specific mortality in 900 000 adults: collaborative analyses of 57 prospective studies[J]. Lancet, 2009, 373(9669): 1083-1096.
[157] 宋爽，姜彩莲，李静，等. 路径式管理在护理质量控制中的应用分析[J]. 中国卫生标准管理, 2016, 7(23), 250-251.
[158] 刘晖，王素琪，董伟，等. 门诊减重患者特征分析及护理对策[J]. 中国实用护理杂志, 2005, 21(8): 29.
[159] 孙钟，陈红. 护理关怀能力培养的研究进展[J]. 中华护理杂志, 2010, 45(1): 79-81.
[160] 严爱芳. 探讨腹腔镜下胃减容减重术治疗病态性肥胖症患者的围术期护理方法[J]. 实用临床护理学杂志, 2016, 1(12): 68, 71.
[161] KREMEN AJ, LINNER JH, NELSON CH. An experimental evaluation of the nutritional importance of proximal and distal small intestine[J]. Ann Surg, 1954, 140(3): 439-448.

[162] Mion F，Ibrahim M，Marjoux S，et al. Swallowable Obalon® gastric balloons as an aid for weight loss：a pilot feasibility study[J]. Obes Surg，2013，23(5)：730-733.

[163] Courcoulas A，Abu Dayyeh BK，Eaton L，et al. Intragastric balloon as an adjunct to lifestyle intervention：a randomized controlled trial[J]. Int J Obes (Lond)，2017，41(3)：427-433.

[164] Buzga M，Kupka T，Siroky M，et al. Short-term outcomes of the new intragastric balloon End-Ball® for treatment of obesity[J]. Wideochir Inne Tech Maloinwazyjne，2016，11(4)：229-235.

[165] Suchartlikitwong S，Laoveeravat P，Mingbunjerdsuk T，et al. Usefulness of the ReShape intragastric balloon for obesity[J]. Proc (Bayl Univ Med Cent)，2019，32(2)：192-195.

[166] Machytka E，Klvana P，Kornbluth A，et al. Adjustable intragastric balloons：a 12-month pilot trial in endoscopic weight loss management[J]. Obes Surg，2011，21(10)：1499-1507.

[167] Machytka E，Gaur S，Chuttani R，et al. Elipse，the first procedureless gastric balloon for weight loss：a prospective，observational，open-label，multicenter study[J]. Endoscopy，2017，49(2)：154-160.

[168] Schouten R，Rijs CS，Bouvy ND，et al. A multicenter，randomized efficacy study of the EndoBarrier Gastrointestinal Liner for presurgical weight loss prior to bariatric surgery[J]. Ann Surg，2010，251(2)：236-243.

[169] Forssell H，Norén E. A novel endoscopic weight loss therapy using gastric aspiration：results after 6 months[J]. Endoscopy，2015，47(1)：68-71.

[170] Camilleri M，Toouli J，Herrera MF，et al. Intra-abdominal vagal blocking (VBLOC therapy)：clinical results with a new implantable medical device[J]. Surgery，2008，143(6)：723-731.

[171] Rajagopalan H，Cherrington AD，Thompson CC，et al. Endoscopic Duodenal Mucosal Resurfacing for the Treatment of Type 2 Diabetes：6-Month Interim Analysis From the First-in-Human Proof-of-Concept Study[J]. Diabetes Care，2016，39(12)：2254-2261.

[172] Graves CE，Co C，Hsi RS，et al. Magnetic Compression Anastomosis (Magnamosis)：First-In-Human Trial[J]. J Am Coll Surg，2017，225(5)：676-681.e1.

[173] Greenway FL，Aronne LJ，Raben A，et al. A Randomized，Double-Blind，Placebo-Controlled Study of Gelesis100：A Novel Nonsystemic Oral Hydrogel for Weight Loss[J]. Obesity (Silver Spring)，2019，27(2)：205-216.

[174] Li J，Wang T，Kirtane AR，et al. Gastrointestinal synthetic epithelial linings[J]. Sci Transl Med，2020，12(558)：eabc0441.

[175] Syed MI，Morar K，Shaikh A，et al. Gastric Artery Embolization Trial for the Lessening of Appetite Nonsurgically (GET LEAN)：Six-Month Preliminary Data[J]. J Vasc Interv Radiol，2016，27(10)：1502-1508.

[176] Lopez-Nava G，Sharaiha RZ，Vargas EJ，et al. Endoscopic Sleeve Gastroplasty for Obesity：a Multicenter Study of 248 Patients with 24 Months Follow-Up[J]. Obes Surg，2017，27(10)：2649-2655.

[177] KREMEN AJ，LINNER JH，NELSON CH. An experimental evaluation of the nutritional importance of proximal and distal small intestine[J]. Ann Surg，1954，140(3)：439-448.

[178] Mion F，Ibrahim M，Marjoux S，et al. Swallowable Obalon® gastric balloons as an aid for weight loss：a pilot feasibility study[J]. Obes Surg，2013，23(5)：730-733.

[179] Courcoulas A，Abu Dayyeh BK，Eaton L，et al. Intragastric balloon as an adjunct to lifestyle intervention：a randomized controlled trial[J]. Int J Obes (Lond)，2017，41(3)：427-433.

[180] Buzga M, Kupka T, Siroky M, et al. Short-term outcomes of the new intragastric balloon End-Ball® for treatment of obesity[J]. Wideochir Inne Tech Maloinwazyjne, 2016, 11(4): 229-235.
[181] Suchartlikitwong S, Laoveeravat P, Mingbunjerdsuk T, et al. Usefulness of the ReShape intragastric balloon for obesity[J]. Proc (Bayl Univ Med Cent), 2019, 32(2): 192-195.
[182] Machytka E, Klvana P, Kornbluth A, et al. Adjustable intragastric balloons: a 12-month pilot trial in endoscopic weight loss management[J]. Obes Surg, 2011, 21(10): 1499-1507.
[183] Machytka E, Gaur S, Chuttani R, et al. Elipse, the first procedureless gastric balloon for weight loss: a prospective, observational, open-label, multicenter study[J]. Endoscopy, 2017, 49(2): 154-160.
[184] Schouten R, Rijs CS, Bouvy ND, et al. A multicenter, randomized efficacy study of the EndoBarrier Gastrointestinal Liner for presurgical weight loss prior to bariatric surgery[J]. Ann Surg, 2010, 251(2): 236-243.
[185] Forssell H, Norén E. A novel endoscopic weight loss therapy using gastric aspiration: results after 6 months[J]. Endoscopy, 2015, 47(1): 68-71.
[186] Camilleri M, Toouli J, Herrera MF, et al. Intra-abdominal vagal blocking (VBLOC therapy): clinical results with a new implantable medical device[J]. Surgery, 2008, 143(6): 723-731.
[187] Rajagopalan H, Cherrington AD, Thompson CC, et al. Endoscopic Duodenal Mucosal Resurfacing for the Treatment of Type 2 Diabetes: 6-Month Interim Analysis From the First-in-Human Proof-of-Concept Study[J]. Diabetes Care, 2016, 39(12): 2254-2261.
[188] Graves CE, Co C, Hsi RS, et al. Magnetic Compression Anastomosis (Magnamosis): First-In-Human Trial[J]. J Am Coll Surg, 2017, 225(5): 676-681.e1.
[189] Greenway FL, Aronne LJ, Raben A, et al. A Randomized, Double-Blind, Placebo-Controlled Study of Gelesis100: A Novel Nonsystemic Oral Hydrogel for Weight Loss[J]. Obesity (Silver Spring), 2019, 27(2): 205-216.
[190] Li J, Wang T, Kirtane AR, et al. Gastrointestinal synthetic epithelial linings[J]. Sci Transl Med, 2020, 12(558): eabc0441.
[191] Syed MI, Morar K, Shaikh A, et al. Gastric Artery Embolization Trial for the Lessening of Appetite Nonsurgically (GET LEAN): Six-Month Preliminary Data[J]. J Vasc Interv Radiol, 2016, 27(10): 1502-1508.
[192] Lopez-Nava G, Sharaiha RZ, Vargas EJ, et al. Endoscopic Sleeve Gastroplasty for Obesity: a Multicenter Study of 248 Patients with 24 Months Follow-Up[J]. Obes Surg, 2017, 27(10): 2649-2655.

AME Medical Journals

Founded in 2009, AME has been rapidly entering into the international market by embracing the highest editorial standards and cutting-edge publishing technologies. Till now, AME has published more than 60 peer-reviewed journals (13 indexed in Web of Science/SCIE, 7 indexed in Web of Science/ESCI and 20 indexed in PubMed), predominantly in English (some are translated into Chinese), covering various fields of medicine including oncology, pulmonology, cardiothoracic disease, andrology, urology and so forth (updated on Aug. 2022).

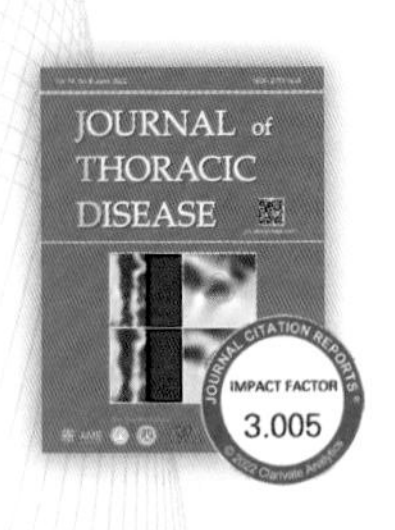

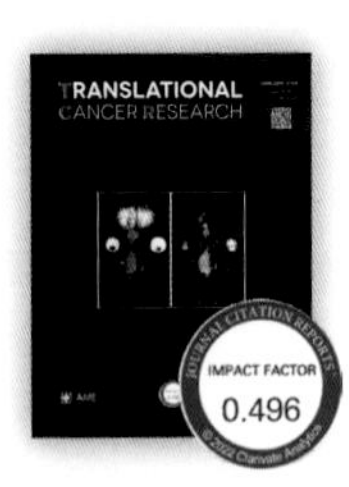

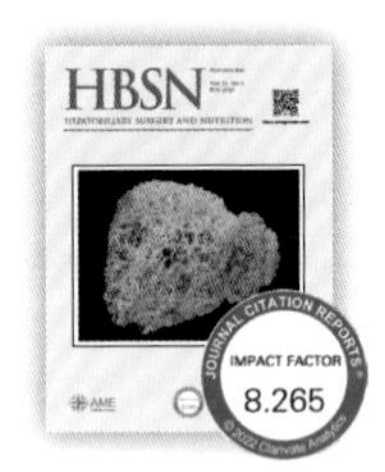

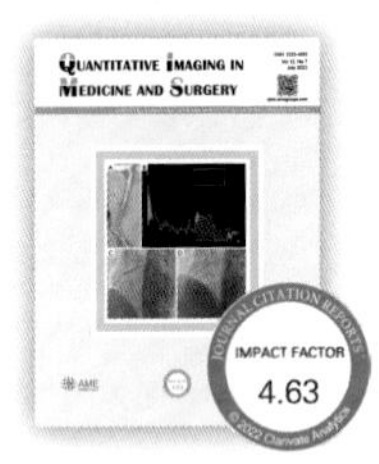

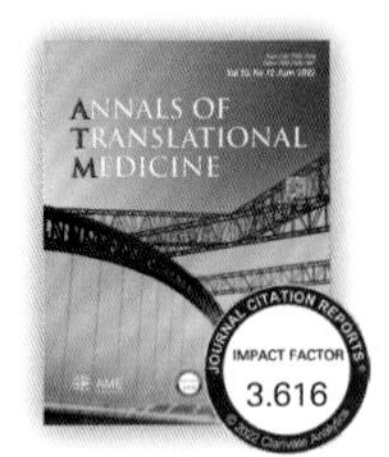

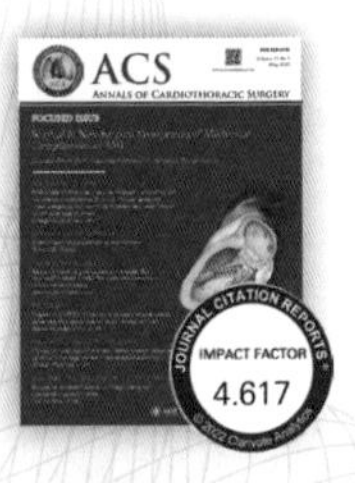

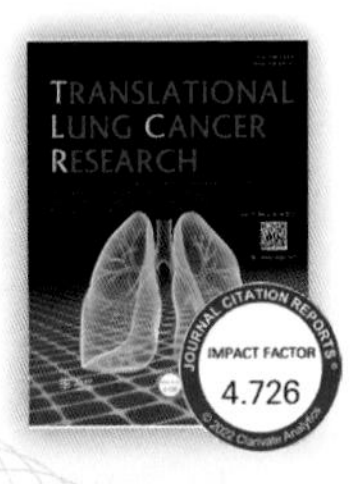

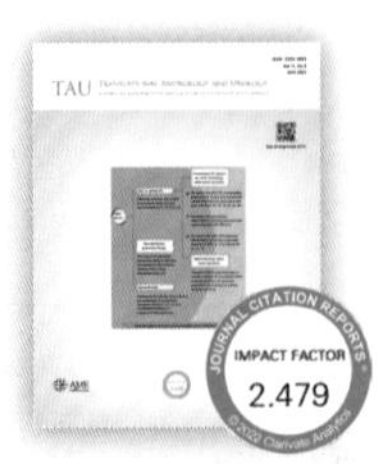

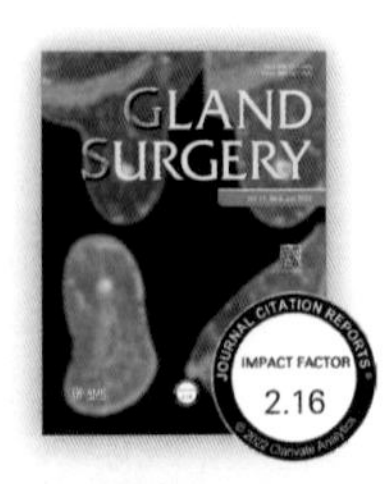

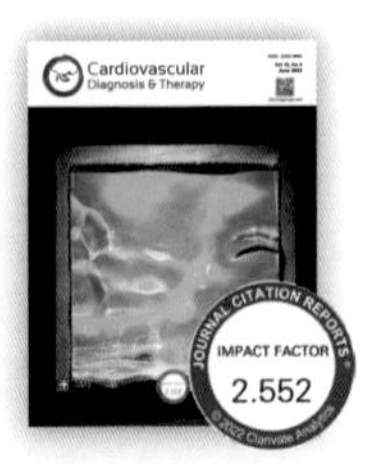

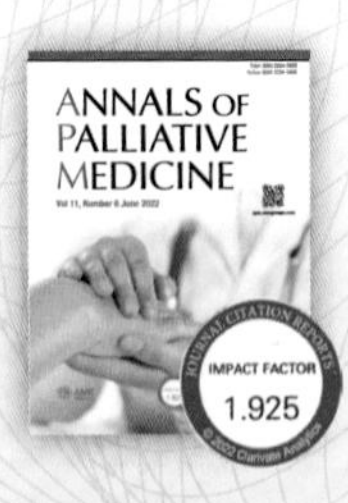

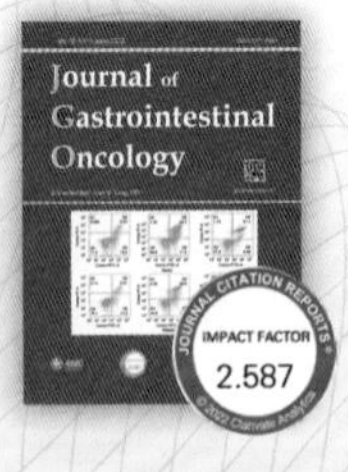

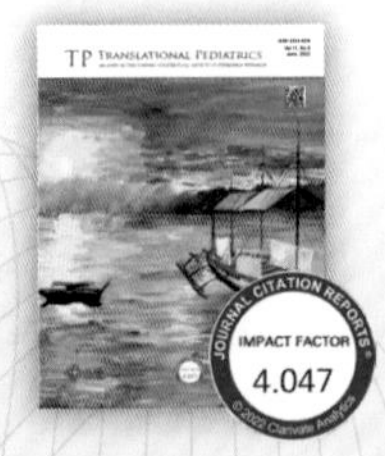

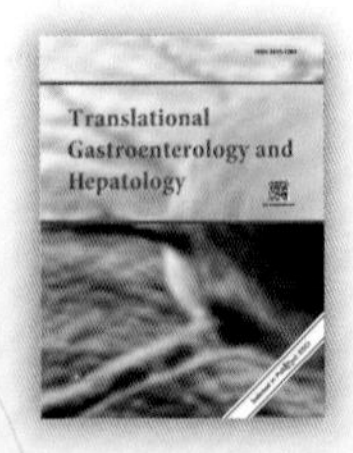

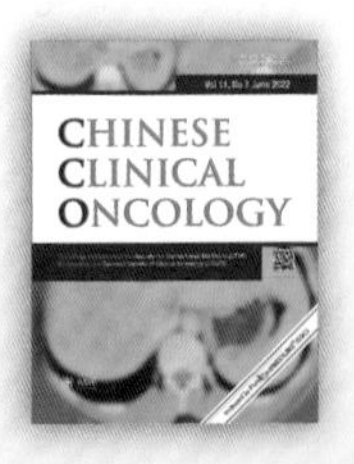

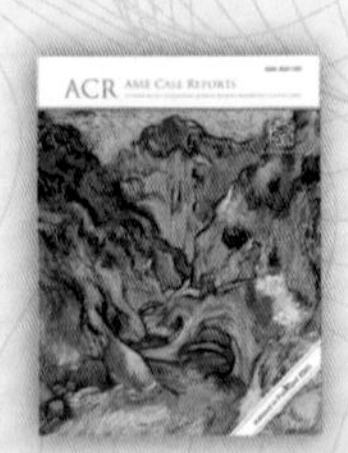

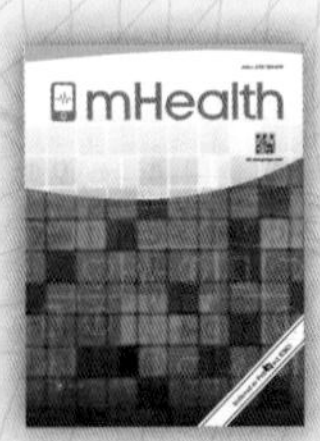

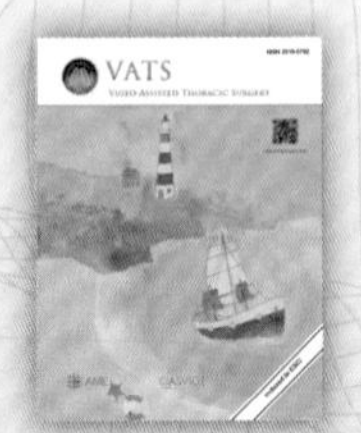

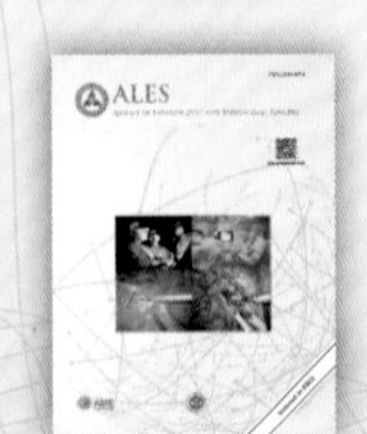

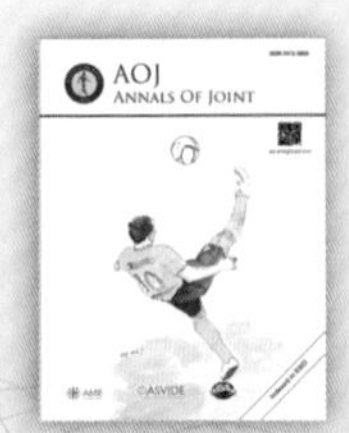

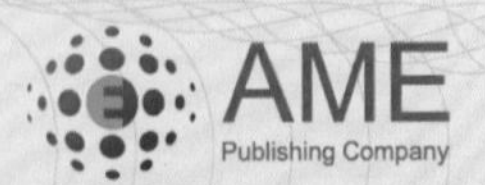

Academic Made Easy, Excellent and Enthusiastic

欣穷千里目、快乐搞学术